Monthly Book
Medical Rehabilitation

編集企画にあたって………

食べてほしいのに食べてくださらない，食べ物を口に入れたまま止まってしまう，食事の途中でウトウトする，口腔ケアをしたいのに口を開けてもらえない…認知症とともに生きる人たちのケアに携わったことがあれば，必ずといっていいほど遭遇する場面です．

ではなぜ，食事が上手く進まないのでしょうか．

食欲がないのか，食べ物を認識できていないのか，食べることに集中できないのか，それとも誤嚥が起きているため食べると苦しくなるから食べてくださらないのか．食欲がないのであれば，それは，前の食事を食べ過ぎたためか．はたまた，食事を介助している人が怖い顔をして急かしているせいなのか．

ご本人が理由を話してくださることもありますが，多くの場合，こちらが推し量ることになります．そのような状況が生じている理由を考え，適切に対応するためには，正しい知識と技術，そしてそれに基づく創意工夫が不可欠です．

また，できる限りの対応を行ったとしても，いつかは「十分に食べられない」ときが訪れます．認知症高齢者が食べられなくなった際の選択肢や，ご本人，ご家族の意思決定支援についても，常日頃から考えておかねばなりません．

本特集では，これまで現場で試行錯誤を重ねてこられた一流の専門家が，様々な角度から認知症高齢者の摂食嚥下について解説してくださっています．

トップバッターの藤谷順子先生の「私たちは，認知症症例の摂食嚥下リハを通して認知症の治療ができるのかもしれないのである」という言葉は，認知症高齢者の摂食嚥下リハビリテーションに携わる私たちにとって，希望を与えてくれる力強いエールであるとともに，そのようにかかわることができているか，自らの技を問い直しなさいという厳しい言葉でもあると思います．

摂食嚥下リハビリテーションの歴史の中で，認知症高齢者の摂食嚥下の問題は，まだまだ研究，開拓の余地がある分野です．本特集が，人生の最終章を迎えた方々の「食」と真摯に向き合っている皆様の一助となれば幸いです．

2018 年 7 月
大熊るり

Key Words Index

和 文

— あ 行 —
アドバンスドケアプランニング 1
アルツハイマー型認知症 8
嚥下調整食分類2013 60
嚥下に影響する薬剤 51

— か 行 —
簡易栄養状態評価表 60
簡易懸濁法 51
看護 33
観察 26
緩和ケア 69
義歯 17
共感 26
経管栄養法 69
血管性認知症 8
口腔ケア 26
口腔内崩壊錠 51
高齢者 39
五感 60

— さ 行 —
残存能力の活用 45
シェアードディシジョンメイキング 1
歯科治療 17
食事介助 39
進行性核上性麻痺 8
人工的水分・栄養補給法 69
正常圧水頭症 8
摂食 39
摂食嚥下障害 8,17,33
前頭側頭葉変性症 8

— た 行 —
体外環境 33
体内環境 33
大脳皮質基底核変性症 8
多職種連携 45
食べ方の特徴 45

— な 行 —
ナラティヴ 69

認知症 1,17,26,39,69
認知症高齢者 33
認知症疾患 8
認知症による摂食嚥下障害 45

— は 行 —
パーキンソン病認知症 8
パーソンセンタードケア 1
抜歯 17
服薬 51

— や・ら 行 —
ユマニチュード 1,39
レビー小体型認知症 8

欧 文

— A —
advanced care planning 1
Alzheimer disease 8
application of remain ability 45
artificial hydration and nutrition 69

— C —
cooperation of multi-occupation 45
corticobasal degeneration 8

— D —
dementia 1, 8, 17, 26, 39, 69
dementia with Lewy bodies 8
dental treatment 17
denture 17
dysphagia 8,17,33

— E —
elderly person 39
external environment 33

— F・H —
feeding and swallowing disorders in dementia 45
feeding characteristics 45
five senses 60

frontotemporal lobar degeneration 8
Humanitude® 1,39

— I・J —
ingestion 39
internal environment 33
Japanese Dysphagia Diet 2013 60

— M —
meal assistance 39
medicines 51
mini nurtritional assessment；MNA 60

— N —
narrative 69
normal pressure hydrocephalus 8
nursing 33

— O —
observe 26
oral disintegrate tablets 51
oral health care 26

— P —
palliative care 69
Parkinson's disease with dementia 8
person centred care 1
progressive supranuclear palsy 8

— S —
shared decision making 1
simple suspension method 51
sympathy 26

— T・V —
the elderly with dementia 33
the medicines which influences dysphagia 51
tooth extraction 17
tube-feeding 69
vascular dementia 8

Writers File

ライターズファイル（50音順）

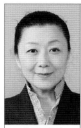

会田薫子
（あいた かおるこ）

1984年	成蹊大学文学部卒業
1992年	ジャパン・タイムズ社報道部，記者
2000年	ハーバード大学メディカル・スクール医療倫理プログラム・フェロー
2008年	東京大学大学院医学系研究科健康科学専攻博士課程修了博士（保健学）
2008年	同大学大学院人文社会系研究科死生学，特任研究員
2012年	同研究科死生学・応用倫理センター上廣講座，特任准教授
2017年	同講座，特任教授

倉田なおみ
（くらた なおみ）

1976年	昭和大学薬学部卒業 同大学病院薬剤部
1996年	同大学藤が丘リハビリテーション病院，薬局長
2002年	医学博士
2006年	昭和大学薬学部薬学教育推進センター実務実習推進室，助教授
2009年	同大学薬学部薬剤学教室，准教授
2014年	同大学薬学部社会健康薬学講座地域医療薬学部門，教授
2018年	同大学同講座社会薬学部門，教授（講座再編）

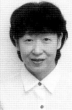

溝越啓子
（みぞこし けいこ）

1982年	日本大学歯学部附属歯科衛生専門学校卒業 都内歯科クリニックに勤務
1991年	東京都リハビリテーション病院

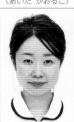

安藤夏子
（あんどう なつこ）

2003年	北里大学看護学部卒業
2003年	東京共済病院
2009年	調布東山病院
2016年	ユマニチュード認定インストラクター資格取得
2017年	調布東山病院ユマニチュード推進室，科長

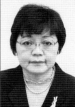

小島千枝子
（こじま ちえこ）

1972年	日本福祉大学社会福祉学部卒業 聖隷浜松病院リハビリテーション科
1979年	聖隷三方原病院リハビリテーション科
2004年	聖隷クリストファー大学リハビリテーション学部言語聴覚学専攻（後に学科に改名），教授
2015年	藤田保健衛生大学医療科学部リハビリテーション学科，客員教授

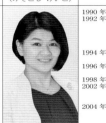

山田律子
（やまだ りつこ）

1990年	千葉大学看護学部卒業
1992年	東京大学大学院医学系研究科修士課程修了，修士（保健学） 札幌市中央保健所，訪問指導員（副代表）
1994年	西円山病院，病棟主任看護師
1996年	北海道医療大学看護福祉学部，助手
1998年	同，講師
2002年	同大学大学院看護福祉学研究科博士課程修了，博士（看護学）
2004年	同，助教授/准教授．米国ミネソタ大学大学院（老年看護学）Visiting Scholar
2009年	北海道医療大学看護福祉学部・同大学院看護福祉学研究科，教授

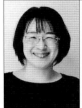

江頭文江
（えがしら ふみえ）

1992年	静岡県立大学短期大学部食物栄養学科卒業
1999年	聖隷三方原病院栄養科ピーチサポート，代表
2003年	地域栄養ケアPEACH厚木，代表

平野浩彦
（ひらの ひろひこ）

1990年	日本大学松戸歯学部卒業（医学博士） 東京都老人医療センター歯科口腔外科
1991年	東京都老人医療センター歯科口腔外科
1992年	東京都老人医療センター歯科口腔外科，主事
2002年	同センター，医長（東京都老人医療センター・東京都老人総合研究所の組織編成により東京都健康長寿医療センターへ名称変更）
2009年	東京都健康長寿医療センター研究所，専門副部長
2016年	同センター歯科口腔外科，部長

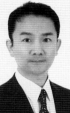

山本敏之
（やまもと としゆき）

1996年	札幌医科大学卒業 同大学神経内科入局
1999年	国立精神・神経医療センター病院神経内科
2004〜05年	米国ジョンズホプキンス大学留学
2010年	東京医科歯科大学大学院修了
2014年	国立精神・神経医療研究センター病院神経内科，医長
2017年	同センター嚥下障害リサーチセンター，センター長

大熊るり
（おおくま るり）

1993年	東京慈恵会医科大学卒業
1995年	東京都リハビリテーション病院リハビリテーション科
1996年	聖隷三方原病院リハビリテーション診療科
2000年	東京慈恵会医科大学リハビリテーション医学教室
2002年	初台リハビリテーション病院診療部
2011年	調布東山病院リハビリテーション室，室長

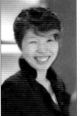

藤谷順子
（ふじたに じゅんこ）

1987年	筑波大学卒業 東京医科歯科大学神経内科
1989年	東京大学医学部附属病院リハビリテーション部
1990年	国立療養所東京病院
1992年	埼玉医科大学
1993年	東京都リハビリテーション病院
1996年	オランダ遊学 東京大学医学部附属病院リハビリテーション部
1999年	東京都リハビリテーション病院
2002年	国立国際医療研究センター病院リハビリテーション科，医長

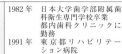

Contents

認知症高齢者の摂食嚥下リハビリテーション

編集／調布東山病院リハビリテーション室長　大熊るり

認知症と摂食嚥下リハビリテーション　　　　　　　　　　藤谷　順子　　*1*
認知症を発症した症例に対しては，相手を尊重する態度と，多彩で個人により差がある症状にあわせた考察と工夫，そして脳の障害の進行に合わせた支援が必要である．

認知症疾患の摂食嚥下障害　　　　　　　　　　　　　　　山本　敏之　　*8*
認知症の原因になる疾患の特徴とその摂食嚥下障害の特徴について，疾患別に解説する．

認知症高齢者への歯科的対応の視点　　　　　　　　　　　平野　浩彦　　*17*
認知症を理解し，その各ステージの容態に応じた適時・適切な医療・介護などの提供を行うことが，認知症とともに暮らせる社会をつくることにつながる．

認知症高齢者の口腔ケアのポイント　　　　　　　　　　　溝越　啓子　　*26*
認知症高齢者の口腔ケアは，その方の気持ちやペースに合わせて行う．今日できたことをともに確認し喜び，次につながるケアを根気よく続けることが重要である．

認知症高齢者の食べる喜びを支える看護の実際　　　　　　山田　律子　　*33*
認知症高齢者の食べる喜びを支えるためには，身体的・精神的健康などの「体内環境」と，美味しい食事の提供などの「体外環境」との両面の調整が必要である．

Monthly Book
MEDICAL REHABILITATION No. 226/2018.8 目次

編集主幹/宮野佐年　水間正澄

ユマニチュードの技術に基づいた食事援助について
―認知症高齢者へのアプローチを考える―　　　　　　　　　安藤　夏子　39

人間関係の構築を目指したユマニチュードの哲学に基づき，認知症の人への食事援助における具体的なアプローチ方法について考える．

認知症高齢者に対する摂食嚥下アプローチ　　　　　　　　　小島千枝子　45

摂食嚥下の問題が食物の認知が悪いことに起因するのであれば，食べる行動を通して認知機能を改善するアプローチが有効である．

認知症における服薬の問題点と対応策　　　　　　　　　　　倉田なおみ　51

認知症患者が服薬する際の問題点を摂食嚥下の段階にあてはめて整理し，それぞれの対応策を検討した．また，認知・嚥下機能に影響を及ぼす薬剤について解説する．

認知症高齢者の食事・栄養ケア　　　　　　　　　　　　　　江頭　文江　60

認知症が原因での食事の問題は多岐にわたる．また認知症の原因疾患は複数あるとされており，食べる環境，食べ方，食べ物などの視点で整理しながらかかわる．

認知症高齢者が食べられなくなったら　　　　　　　　　　　会田　薫子　69

認知症高齢者が人生の最終段階に至り摂食嚥下困難となっている場合，人工的水分・栄養補給法の選択に関する意思決定をどのように考え支援すべきか概説する．

❖キーワードインデックス　前付 2
❖ライターズファイル　前付 3
❖ピン・ボード　76〜77
❖既刊一覧　81
❖次号予告　82

読んでいただきたい文献紹介

　認知症とともに生きる人たちが，日々の生活の中で何を感じ，どんなことに困り，何に希望を見出し，どのようなかかわりを望んでいるか．文献1），2）は，認知症ケアのあり方に大きな影響を与えた著者が「本人の視点に立った認知症」について語った先駆けの書であり，その後我が国でも認知症当事者の書籍が続々と出版されています．

　摂食嚥下障害をもつ認知症高齢者の方々に，どうやって食べていただくかを考えるときに，これらの書籍は何よりの教科書となります．

　例えば，音や光などの刺激に過敏になるということを，複数の著者が語っています．「私と話をする時は，どうか音楽をかけたり，テレビをつけたりしないでほしい．テレビがついている時は，音を消してから私たちに話しかけてほしい．音源は一度にひとつで十分なのだ！」[2]「身のまわりの音や，人の話し声が非常にうるさく感じられ，そのせいで疲れやすくなっています．」[6]これらの声は，私たちが食事の環境を整える際，何に気を配る必要があるのか教えてくれています．

　他にも「何から何まで全部できなくなるってことじゃないのです．私ができることはあるのです．だからできないことについてサポートしていただければ，ものすごく生活しやすくなる．」[4]「どういうわけか，自分のことをしゃべる分には疲れないですね．反対に，人の話を聞いて理解しようとすると，頭を働かせるので疲れます．」[8]「認知症の人は何かをするたびに，たぶん皆さんが考えている以上にたいへんなエネルギーを使っているのです．何かを成し遂げるごとにとても疲れます．疲れを感じるごとに休むことが必要なのです．」[9]など，認知症を（まだ）経験していない私たちにとって示唆に富む情報が，これらの書籍の中には溢れています．認知症の1人ひとりの内なる世界に触れることで，私たちが認知症高齢者の摂食嚥下リハビリテーションについて考えるための重要なヒントが，たくさん見出せることと思います．

1) クリスティーン・ボーデン：私は誰になっていくの？　アルツハイマー病者からみた世界．桧垣陽子（訳），クリエイツかもがわ，2003．
2) クリスティーン・ブライデン：私は私になっていく　認知症とダンスを．改訂新版，馬籠久美子，桧垣陽子（訳），クリエイツかもがわ，2012．
3) 永田久美子（監修），認知症当事者の会（編著）：扉を開く人　クリスティーン・ブライデン．クリエイツかもがわ，2012．
4) 太田正博ほか：私，バリバリの認知症です．クリエイツかもがわ，2006．
5) 中村成信：ぼくが前を向いて歩く理由．中央法規出版，2011．
6) 佐藤雅彦：認知症になった私が伝えたいこと．大月書店，2014．
7) 樋口直美：私の脳で起こったこと．ブックマン社，2015．
8) 丹野智文（著）奥野修司（文・構成）：丹野智文　笑顔で生きる．文藝春秋，2017．
9) 藤田和子：認知症になってもだいじょうぶ！徳間書店，2017．
10) 永田久美子（監修）：認知症の人たちの小さくて大きなひと言　私の声が見えますか？　harunosora，2015．
11) 認定NPO健康と病いの語りディペックス・ジャパン（編）：認知症の語り　本人と家族による200のエピソード．日本看護協会出版会，2016．

（大熊るり）

特集／認知症高齢者の摂食嚥下リハビリテーション

認知症と摂食嚥下リハビリテーション

藤谷順子*

Abstract 認知症は，記銘力低下のみが病態ではなく，様々な認知機能や行動の障害であることが診断基準においても示されている．視空間認知障害，判断力の低下，複雑性注意障害，知覚-運動連関の低下などは，認知症症例の先行期摂食嚥下障害を考えるうえで鍵となり得る．一方，認知症全般としては早期発見，早期治療とケア，本人への説明が重要である．認知症のケアでは，person centred care や Humanitude® の考え方で知られるように，相手を尊重する態度が特に重要であり，さらに認知症症例の特性を理解した会話の技術も求められる．摂食嚥下リハビリテーションでは，基本的態度のうえに，個々の症状に合わせた対応を工夫し，そしてさらに，進行期の口腔咽頭機能障害を予測して，初期から，advanced care planning を反復し，shared decision making を重ねつつ，最期まで支援することが望まれている．

Key words 認知症(dementia)，パーソンセンタードケア(person centred care)，ユマニチュード(Humanitude®)，アドバンスドケアプランニング(advanced care planning)，シェアードディシジョンメイキング(shared decision making)

　認知症の摂食嚥下リハビリテーション（以下，リハ）にあたっては，基本的な摂食嚥下障害への知識を基礎に，認知症への基本的対応，認知症の摂食嚥下障害症状への対応の2つの視座が必要である．

認知症の診断基準の変遷

　認知症とは状態を指す用語でもあり，病気を指す用語でもある．医学的な検索サイトなどで「認知症」を調べると，状態としての認知症の診断基準がヒットすることが多い．しかし，市井では，アルツハイマー型認知症（という病気）のことを「認知症」と呼ぶことも多い．病気としての認知症はアルツハイマー病だけではない．他の要因によらない神経変性疾患の認知症にもアルツハイマー型認知症だけでなく，レヴィ小体病（レヴィ小体型認知症），前頭側頭型認知症などがある．さらに，脳血管性認知症も含めて「認知症」という場合もある．

　本稿ではまず，状態を指す用語としての認知症の診断基準の中での，症状についての記述の変遷を紹介する[1)2)]．なぜならその中で述べられている症状についての考え方の変遷を理解することは，我々が認知症の患者を理解する助けになるからである．

　1993年の世界保健機構によるICD-10の定義では，「記憶力の低下」と「認知能力の低下」により，「日常生活動作や遂行機能に支障をきたす」のが中核的診断基準であり，意識混濁やせん妄の除外が述べられ，「情緒易変性，易刺激性，無感情，社会的行動の粗雑化のうち1項目以上を認める」となっている．

　2000年のDSM-Ⅳによる診断基準では，「①記憶障害，②次の認知機能の障害が1つ以上ある」

---

* Junko FUJITANI，〒162-8655　東京都新宿区戸山1-21-1　国立研究開発法人国立国際医療研究センター病院リハビリテーション科，医長

となっており，②で挙げられているのは失語，失行，失認，実行機能である．ここで，失認や失語つまり局在症状が認知症には含まれることが示されてくる．認知症の人が「間違った言葉」を発するのは，意図はあっても失語症によって頭の中の辞書を探せていないのかもしれないという受け止め方につながる．

2011年のNational Institute on Aging-Alzheimer's Association（NIAAA）合同作業グループによる定義では，「①仕事や日常生活の障害，②以前の水準より遂行機能が低下，③せん妄や精神疾患ではない，④病歴と検査による認知機能障害の存在，⑤以下の5領域のうち2領域以上の認知機能や行動の障害」となっており，⑤で示されている5領域は，「a．記銘記憶障害，b．論理的思考，遂行機能，判断力の低下，c．視空間認知障害，d．言語機能障害，e．人格，行動，態度の変化」となっている．この時点で記憶障害がなくても認知症と定義できることになり，記憶障害がほかの項目と同等に扱われている．また，視空間認知障害も取り上げられている．摂食嚥下リハの場面に即して考えると，同じ食卓をみても，認知症の人には違うようにみえている（同じようにはみえていない）可能性がある，ということである．

2013年のDSM-Vでは，「1つ以上の認知領域（複雑性注意，遂行機能，学習および記憶，言語，知覚-運動，社会的認知）における低下」という表現になっている．この定義を踏まえると，複雑性注意，知覚-運動という言葉を切り口に，認知症の人の摂食嚥下障害を観察することができる．

すなわち，「認知症」といっても個々の患者における症状にはバリエーションがあり，食事場面においても，単に「できなくなった」のではなく，「今このことができなかったのは，なぜできなかったのか」を考えることが大事である．認知症を「記憶障害」とだけしか考えていないと，患者の個々の動作がなぜそうなっているのか理解できないし，対応することができない．

病気としての認知症

認知症は頻度が高く，多くの人が罹患する病気である．世界で3秒に1人が認知症を発症していて，1年で990万人が新たに認知症になっているとAlzheimer's Research UKのサイト[3]では述べている．英国民の38%が家族または親しい友人が認知症であるとの統計もある．（Alzheimer's Research UKのサイトは，アルツハイマー病が誰にでも起こり得る病気であることを啓発するために各種の数字を挙げている．）

日本では，65歳以上の認知症有病率[4]は2012年は7人に1人であったが，2025年には5人に1人，2040年には4人に1人と推計されている．

認知症は，認知症になった人だけではなく，家族や友人のQOLを低下させる．経済的なコストも大きく，社会的なコストも大きい．一方で，アルツハイマー型認知症について，早期発見と適切なケア，薬物療法が事態を改善させ得ることはそれほど知られていない．

認知症になった人の気持ちを想像しよう

認知症を知っている中高年は，認知症になることを恐れている．様々な日常生活で，記憶障害を自覚したとき，認知症の兆しではないかと心配する．

誰かが（例えば一家の父親が）認知症の症状を呈し始めたとする．周囲は困ったと思い，将来の介護生活を考えて暗澹たる思いになったりする．でもその一方，本人が，認知症について大きな不安と悲嘆感を抱えていることはあまり知られていない．認知症の初期は決して鈍感でもなく，「認知症になって何もかも忘れて」いるのでもない．認知症の診断がつくと，周囲は本人ではなく家族とばかり今後の話をするようになりがちであり，本人に病気の説明をしたり，本人の不安や質問に答えたりする会話は不足しがちで，さらに疎外感に悩むことになる．従来発表されている認知症の当事者たちの発言[5]では，「本人と話をしてほしい」「一

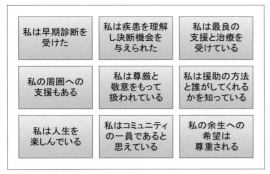

図 1. "I" Statement (UK, 2009)
(文献 6 より筆者訳, 一部簡略化)

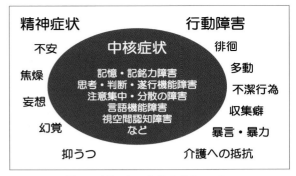

図 2. 認知症の中核症状と BPSD

括りにしないでほしい(個人差を理解してほしい)」という悲痛な叫びが述べられている.

なお, 英国では 2009 年に「Living well with dementia : A National Dementia Strategy」というものが発表され, 認知症症例やそのケアラーへの支援が施策化されたが, そのアウトカム[6]としては, 認知症の人が図1のように語ることができるという目標が示された. 拙訳であり若干略しているところもあるが, "I" statement と呼ばれるように,「私」を主語にしているところが特色である. すでにその時点で, セルフアドボカシー運動があり, 当事者参加型の会議が行われていたことによるものと思われるが, 施策の対象である「私」の満足度が施策のアウトカム評価であるという視点自体がユニークである. なおこの計画名である「Living well with dementia」という言葉も象徴的であり, 認知症になると今までの○○さんではなくなってしまうのでもないし, 認知症を取り除かないと○○さんに戻れない(価値がない)のではなく, 認知症があっても(認知症でできないことが増えても), ○○さんとして遇されるべきで, より良く生きようとして良いという意図が表現されている.

認知症のある症例への基本的な接し方

かつて認知症の問題行動として取り上げられてきた徘徊や焦燥などの症状は, 現在は中核症状である認知症の症状に伴う, 行動・心理症候(behavioral and psychological symptoms of dementia ; BPSD)と位置付けられ, これらの BPSD は, 中核症状により混乱をきたしていることによる何らかの表出であり, 周囲の対応如何によって, BPSD は減らすことができるということが知られている(図2). 例えば, 夕方施設に入っているのに「自宅に帰る」と言って施設を出てしまうのは, 施設に入っていることそのものを忘れてしまっているし, 知らないところにいるので不安になっているからであり,「違いますよ」「ここがあなたの家ですよ」と反論するよりも, 少し一緒に歩いてあげると良いなどのことは, もはや認知症ケアの基礎知識である.

近年は, 認知症の中核症状そのものについても, 周囲の接し方が関係するということが提唱されている. その1つが, 英国人の Kitwood(1937〜98年)が提唱した, Person Centred Care である[7]. これは, 認知症の進行には脳神経障害だけではなく, その人をとり囲む社会心理(周囲の対応)が大きく関与するという説である. 具体的には, 図3に示すようにその人を尊重するようなケアを行うと認知症には良い影響があり, その人の価値を低めるようなケアをすると認知症が悪化する, という考え方である. この Person Centred Care は各国に広まっており, その視点で日頃のケアを再確認する, 認知症ケアマッピングという手法も日本にも上陸している.

この Person Centred Care の考え方を, 日頃の嚥下リハに応用すると, 図4のように, 気をつけなくてはいけない場面は多々起こり得る. 我々は, 患者の尊厳を常に考えた行動をとっているか, 不適切な態度をとっていないかを振り返る必要がある.

一方, フランス人の Rosette Marescotti と

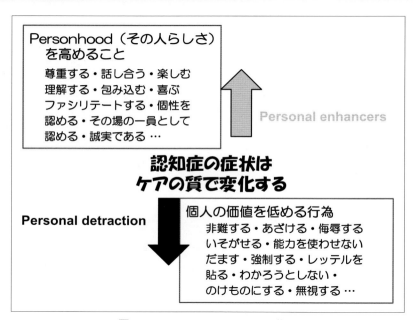

図 3. Person Centred Care の基本

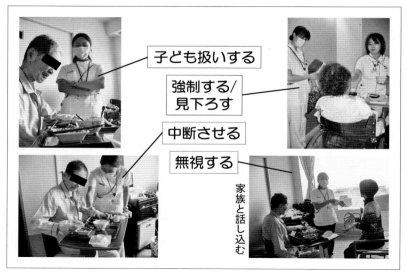

図 4. こんなことも Personal detraction coding

　Yves Gineste が提唱した，認知症の人のためのケアメソッド，ユマニチュード[8]も我が国で紹介され広まっている．ユマニチュード（Humanitude®）は Human＋Atitude，すなわちここでも人を尊重した態度がキーである．これは，介護する人＝暴力する人と思われないためのケアメソッドであり，① 見つめること，② 話しかけること，③ 触れること，④ 立つことを 4 本柱としている．さらに，ケアのためにベッドサイドに行った際，① プライベートゾーンに入れてもらうためにノックや声掛けをすること，② あなたに会いに来たことを伝えること（断られたら引き下がること），③ 言葉と行動を「あなたを大切に思っている」ことが伝わるように一致させながらケアをすること（言葉は丁寧でも手が乱暴だったりしないこと），④ 「よく召し上がれましたね」など，共に過ごした時間が良かったことを言葉で表すこと（良い感情記憶を残す），⑤ 再訪の約束，などのシークエンスを提示している．

　この Person Centerd Care とユマニチュードが

いずれも示しているのは，尊厳を侵すような接し方の害が大きく，そのために充分その方の実力が発揮できていないということと，認知症の人のコミュニケーションの障害である「状況の理解が不良・すばやくない」に合わせた接し方が重要，こちらが発する言葉だけでなく，態度すべてが重要であるということである．

認知症症例との会話のピットフォール

まず，認知症には失語症の要素もあるということを覚えておく．失語症であればリハ関係者は理解がしやすい．表に出てきた言葉ではなく，その後ろの動機を推察すれば良いのである．また，こちらがいっていることが伝わっていない可能性があるということも，失語症だと思えば冷静に想定することができる．

エラレスラーニングの考え方も重要である．何回も聞き直して，正しい言葉が出ないことに本人の気分が萎縮してしまうよりも，ある程度通じたように返事をして，楽しい雰囲気を醸し出して会話を継続させるほうが良いことも多い．

無理に相手に話させようとしないことも手法のひとつである．一般的に医療の場面では，オープンクエスチョンが良いこととされている．しかし，失語症＋記憶障害であれば，オープンクエスチョンが必ずしも適切とは限らない．言葉が出ないことに焦ったり，あるいは少しずれてきても続けてしまったり，作話することにもなりかねない．

また，食事の最中に，いちいち「おいしい？」と聞くことは誤嚥を誘発するとして非推奨となっているが，黙々と介助するのも良くない．「あなたを大切にする」という態度が表れているとは言い難いからである．相手が言葉でいちいち返事をしなくても，表情と雰囲気を読みながら，「お魚おいしそうですよね…青いお魚は身体に良いんですって…今度はこちらのお野菜をどうぞ…大根がおいしい季節になりましたよねえ…」のように緩やかに楽しい会話の流れをつくる技術も求められる．押し付け的ではない快活さ，あたたかさ，ユーモア，年長者への尊敬の念が声音に表れるようなというのが理想である．なお，ユマニチュードでも「沈黙の回避」として，ケア中に言葉を紡ぎ続けることを「オートフィードバック」という技術と位置付けている．

さらに，対象者が高齢者であるため，難聴の可能性も考慮に入れる．加齢性難聴は，単に音が小さくしか聞こえなくなる～聞こえなくなるのではなく，周波数により聞こえの程度が異なる．すなわち，高周波数である子音が聞こえにくくなり，言葉が不明瞭に聞こえるようになるという側面がある．母音しか聞こえない状態から元の言葉を類推しなくてはいけないのは不利であり，さらに，集中力・類推能力も低下していることも多い．大きい声で話すだけでなく，声のトーン，言葉の選び方，話題を急に変えない（類推しやすくする），明瞭度の高い構音などに配慮をする．

症状としての認知症の摂食嚥下障害への対応

症状としての認知症による摂食嚥下障害は，先行期や準備期の障害が多い．食事が始まっても机の模様に気を取られる，皿と食品の区別がつかない，大きいまま口に入れる，食べる順番が不適切，咀嚼中に止まってしまう，食べようとしない…などである．詳細は他稿に譲るが，注意と集中の障害，視空間認知障害，遂行機能障害，記憶の障害，知覚と運動の連関の障害，失行など，それぞれの症状を分析して，環境の変更，介助法の変更，動作記憶の活用，食感のある食形態の利用，食器や食具の変更など対策を立てる．おそらくまだまだ工夫の余地がたくさんあることと思われる．

もちろん，前述した基本的な接し方は重要である．認知症のケアとしての態度が適していることが，認知症の症状の進行を遅らせることにもなり，その人のできることを増やすことにもなる．それに加えて，摂食嚥下障害の専門家として，先行期や準備期，口腔期，咽頭期の障害に適した対応を取ることができれば，スムースに食べることができる状態，ストレスが少なく食事を楽しめる状態

をつくることになる．Kindellは，「認知症と食べる障害―食の評価・食の実際―[9)]」の中で，「認知症が進行した段階にある人にとっては，食事介助の時間は，社会的な人との接触と刺激を受ける貴重な機会である．食べるのを急かせると，この社会的接触から受ける充分な恩恵も奪われてしまう．このような雰囲気は，別に故意にではなくても伝わってしまう．食事介助は，食事を全部食べさせ終える仕事とみるよりも，治療的な仕事なのだと悟るべきである」（金子芳洋訳）と述べている．たしかに，認知症が進行した段階の療養生活，特に施設では，食事のとき以外には他人と触れ合うことのない場合が多い．「無視する」も「急かせる」も尊厳を損なう行為であり，「社会的な人との接触と刺激」を適切な態度と言葉で提供し，あなたを大事にしているということを伝えることができれば，私たちは，認知症症例の摂食嚥下リハを通して認知症の治療ができるのかもしれないのである．この貴重な機会を生かせるようになるために，発想を柔軟に保ち，学んでいきたい．

アルツハイマー型認知症など進行性の脳変性疾患の摂食嚥下障害

Alzheimer's Research UKのサイトによると，英国では46％の人が，アルツハイマー病を記憶の障害のみと考えており，脳の病気（disease）または変性（degeneration）と考えているのは23％に過ぎないとのことである．実際に時々，「認知症の食の問題＝食べたことを忘れる」としか想定していない家族が多く，舌運動機能も低下する，咽頭期の機能も低下するなど，脳の変性が進行することによる障害の理解が得られにくいことがある．

もう1つ特筆すべきは，アルツハイマー病の場合，嗅覚異常が海馬の障害よりも先に生じることが多いことである．嗅覚異常があると味の把握には負の影響があり，摂食嚥下には不利となる．

四肢の運動機能についても，一般には「アルツハイマー病＝徘徊」のイメージをお持ちの方が多いが，進行につれ歩行能力が低下し，時にはパーキンソニズムが生じるのが病気としての認知症である．四肢だけでなく体幹，頸部の運動機能も低下し，嚥下機能にも悪影響を及ぼす．進行性核上性麻痺のように頸部の障害が先行する場合もある．すなわち，だんだん全身が動けなくなるのが脳変性疾患としての認知症であり，「認知症症状」による摂食嚥下障害だけでなく，咽頭期も含め経口摂取が難しくなってくる．

進行期の嚥下障害

様々な工夫をしても，疾患としての認知症が進行すれば食べられなくなってくる．食べてくれないとき，ケア提供者の働きかけが悪いのか？　それとも，本当にもうできなくなっているのか，という見極めは難しい．熱心であった介助者であればあるほど，その点を悩むことが多い．自分で食べる意欲が減ってきたときに，介助で食べてもらえればまだ介助を続けることになることが多いが，介助をしても食べてもらえないときが到来する．そこで，経管栄養や胃ろう，点滴など導入するかどうかが問題となる．入れないという選択をそのときにできるか，人生の終末期に関する考え方の問われる時期となる．

ベストを尽くしても緩やかに食べる量が減ってきた場合，食べる量が減ってきたことと，その他の精神的身体的活動性の低下が並行的な場合（寝たきりになって眠る時間も増え，食べる量が減ってきた）はまだ比較的考えやすい．しかし，そのようななだらかな経過ばかりではなく，まだそれなりに動けて食べていた時期に，脱水，下痢，肺炎などで体調を崩し，食べる機能も落ちる場合がある．今だけ調子が悪いので一旦点滴や経管栄養をしたらまたよくなるのではないか，という希望的観測を持ちたいときがあり，判断に迷うところとなる．（そこでしばしば周囲は，一度入れた代償栄養方法は中止できない，もし回復しなければ延命につながると考えがちだが，一度開始した代償栄養方法を一定期間後中止することもまた，選択肢の1つである）．また，自然に食べる量が減ってく

るとは限らず，食べる意欲はあり，飲み込むということもするのに，誤嚥が避けられなくなってきたとき，食べることを止めるかどうかというのも判断に迷うところである．

基本的には個々のケースで，医療倫理[10]に基づき，予後予測，患者の意思（の推測），家族の意向，環境などを勘案した意思決定となる．実はそれらのことは，そのときになって急に考えるものではなく，早くから折に触れて考えておくほうが良いとされている．

そのような準備として，Advance Care Planning（ACP）[11]が推奨されている．これは，将来の意思決定能力低下に備えて，今後の治療・療養について患者を主体に，家族や医療従事者も含めて話し合って意思決定を支援するプロセス全体を指すものとされている．単に事前指示文書を作ることではなく，繰り返し話し合うことが重要で，将来にわたり自分の意志が尊重されるであろうということを患者が安心して思える支援プロセスでもあり，ケアでもある．

疾患としての認知症（アルツハイマー型認知症など）においては，かかりつけ医師の役割が大きい．早期発見のための相談ができる雰囲気をもつこと，診断がついたら，まずはちゃんと本人を尊重して，本人を中心に疾患の話をすること，そして，治療薬やケア，家族支援などできることは行いつつ，将来に向けて何回かACPの話し合いをしていくことになる．介助機器やサービスを導入するタイミング，療養場所の選択など，様々な段階でのshared decision makingを支援し，最終的に，穏やかで尊厳ある終末期を支援する．

摂食嚥下のリハ関係者には，治療的に対応する時期から，後退していく時期の支援に至るまで，専門性に基づく的確で柔軟な対応が望まれている．

文　献

1) 日本神経学会（監修），「認知症疾患診療ガイドライン」作成委員会（編）：第1章　認知症全般：疫学，定義，用語．認知症疾患診療ガイドライン2017，医学書院，2017．
2) 下濱　俊：アルツハイマー病の新たな診断基準．日老医誌，50：1-8，2013．
3) Alzheimer's Research UK：Statistics about dementia.〔https://www.dementiastatistics.org/statistics-about-dementia/〕
4) 内閣府：平成28年版高齢社会白書（概要版）．2016．〔http://www8.cao.go.jp/kourei/whitepaper/w-2016/html/gaiyou/s1_2_3.html〕
5) 社会福祉法人NHK厚生文化事業団：認知症の理解を深める普及・啓発キャンペーン「本人座談会」映像活用のてびき．〔https://www.npwo.or.jp/dementia_campaign/index.html〕
6) Department of Health：Quality outcomes for people with dementia：building on the work of the National Dementia Strategy. 2010.〔https://assets.publishing.service.gov.uk/government/uploads/system/uploads/attachment_data/file/213811/dh_119828.pdf〕
7) Kitwood T：認知症のパーソンセンタードケア，高橋誠一（訳），筒井書房，2005．
8) 本田美和子，ロゼットマレスコッティ，イヴジネスト：ユマニチュード入門，医学書院，2014．
9) Kindell J：認知症と食べる障害―食の評価・食の実際―，金子芳洋（訳），医歯薬出版，2005．
10) 箕岡真子ほか：摂食嚥下障害の倫理，ワールドプランニング，2014．
11) NHS End of Life Care Programme：Advance Care Planning：A Guide for Health and Social Care Staff. 2007.〔http://www.ncpc.org.uk/sites/default/files/AdvanceCarePlanning.pdf〕

特集／認知症高齢者の摂食嚥下リハビリテーション

認知症疾患の摂食嚥下障害

山本敏之*

Abstract 認知症の原因となる疾患は様々で，我が国ではアルツハイマー型認知症，血管性認知症，パーキンソン病認知症，レビー小体型認知症，進行性核上性麻痺，前頭側頭型認知症の順に多いとされる．これらの認知症疾患は，加齢に伴う生理的健忘や精神疾患などとは区別され，病理学的な共通点で分類される．認知症疾患の臨床診断は，認知症の症状と各種画像検査，そして髄液検査などから診断される．

認知症高齢者は，しばしば高次脳機能障害を背景とした摂食行動障害や嚥下先行期の異常を認める．しかしながら，疾患によっては嚥下にかかわる機能障害が現れ，嚥下造影検査や嚥下内視鏡で異常所見を認めることがある．認知症高齢者の摂食嚥下の診療では，疾患の病態を知り，摂食嚥下障害の特徴を知り，それに合わせた対応が必要になる．本稿では，認知症疾患の特徴とその摂食嚥下障害の特徴について，疾患別に提示する．

Key words 摂食嚥下障害(dysphagia)，認知症疾患(dementia)，アルツハイマー型認知症(Alzheimer disease)，血管性認知症(vascular dementia)，レビー小体型認知症(dementia with Lewy bodies)，パーキンソン病認知症(Parkinson's disease with dementia)，前頭側頭葉変性症(frontotemporal lobar degeneration)，進行性核上性麻痺(progressive supranuclear palsy)，大脳皮質基底核変性症(corticobasal degeneration)，正常圧水頭症(normal pressure hydrocephalus)

認知症の摂食嚥下障害

認知症とは複雑性注意，実行機能，学習および記憶，言語，知覚-運動，社会的認知の6領域のうち1つ以上の認知領域において有意な低下があり，毎日の活動において認知欠損が自立を阻害する状態である[1]．加齢に伴う生理的健忘やせん妄，精神疾患，精神遅滞と認知症は区別される．認知症の原因となる疾患は様々で，有病率も疾患によって異なる．人口2,430人の海士町での調査研究では，65歳以上の高齢者943人のうち認知症と診断されたのは104人で，アルツハイマー型認知症が63％と最も多く，血管性認知症：15％，パーキンソン病認知症：7％，レビー小体型認知症：5％，

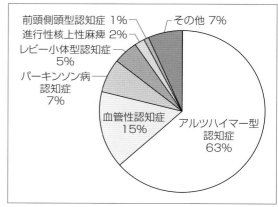

図 1． 認知症の原因となる疾患の分布
（文献2より改変）

---

* Toshiyuki YAMAMOTO，〒187-8551 東京都小平市小川東町4-1-1 国立精神・神経医療研究センター嚥下障害リサーチセンター，センター長・同センター病院神経内科，医長

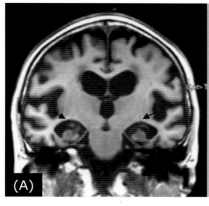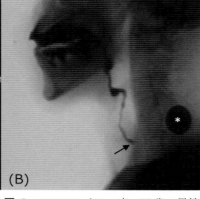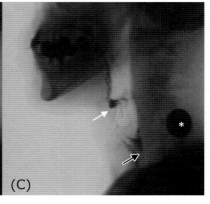

図 2. アルツハイマー病. 73 歳, 男性
A：頭部 MRI T1 強調画像冠状断. 両側海馬の萎縮を認める(矢印).
B, C：VF(液体 10 m*l*)(＊：マーカー)
B：嚥下反射惹起前に下咽頭までバリウムが垂れ込んでいる(矢印).
C：嚥下後, 誤嚥はなく, 喉頭蓋谷(白矢印)と梨状窩(黒矢印)に残留を認める.

進行性核上性麻痺：2％, 前頭側頭型認知症：1％と続く(図1)[2]. これらの認知症疾患はしばしば記銘力低下以外の高次脳機能障害や運動機能障害を伴い, 摂食嚥下障害を合併することもある. しかしながら, 認知症患者の摂食嚥下障害を改善させる十分にエビデンスがある薬剤はない. 認知症患者の誤嚥性肺炎発症の予防としては, アンギオテンシン変換酵素(ACE)阻害薬, アマンタジン, シロスタゾール, カプサイシン, 口腔ケア, 摂食嚥下リハビリテーション(以下, リハ), 食後1時間の座位保持などが推奨されている[3]. また, 半夏厚朴湯が有効であるという報告もある[4].

本稿では認知症疾患の摂食嚥下障害の特徴を疾患別に解説する. なお, 本稿では「嚥下障害」を嚥下における機能の異常をいい, 「嚥下先行期の異常」を食物やその性状を認識することの障害, 「摂食行動障害」を食事動作における行動異常とした. 「摂食障害」は, 拒食症や過食症などの精神障害に使われる用語であるため使用しない.

アルツハイマー型認知症
(Alzheimer disease；AD)

1．疾患の特徴

AD は出来事記憶障害に始まる記憶と学習の障害を主症状とし, 失語, 遂行機能障害, 視空間機能障害と人格変化などの社会的認知機能の障害が緩徐に進行する[3]. 脳血管障害, 他の神経変性疾患, 物質の影響, その他の精神・神経疾患または全身疾患を除外する必要がある. 病理では神経原線維変化とアミロイド斑が特徴である. CT, MRIでは内側側頭葉, 特に海馬の萎縮が目立つほか, アミロイド PET で前頭葉, 後部帯状回, 楔前部のアミロイド蓄積が認められる. 脳脊髄液ではタウか, リン酸化タウの上昇を伴う Aβ42 の減少が特徴である[1]. コリンエステラーゼ阻害薬や NMDA 阻害薬で認知機能の改善が期待できる.

2．摂食嚥下障害の特徴

AD では摂食行動障害や嚥下先行期の障害を認めることが多い. 中等度の認知症を伴う AD 患者では26％に「食事中に席を立つ」, 19.3％に「手で食べる」などの摂食行動障害があり, 14.3％に湿性嗄声, 13％に食事中のむせや口唇からの漏れが認められる[5].

嚥下造影検査(VF)による AD 患者15人の嚥下機能の検討では, 73.3％の患者が食物を口腔に入れたまま5秒以上, 飲み込めない所見があり, 咽頭残留は80.0％, 嚥下反射の遅延は67.6％に認められるが, 誤嚥は13.3％と少なく, 顕性誤嚥(むせのある誤嚥)が多いとされる[6]. 嚥下障害が重度であるほど, VF で誤嚥を認める傾向にある[7](図2). AD 患者の誤嚥性肺炎発症のリスク因子は, 抗精神病薬の服用, 大脳基底核の無症候性脳梗塞, 重度の認知症, そして男性である[8]. 経口からの塩酸ドネペジル投与をリバスチグミン貼付に

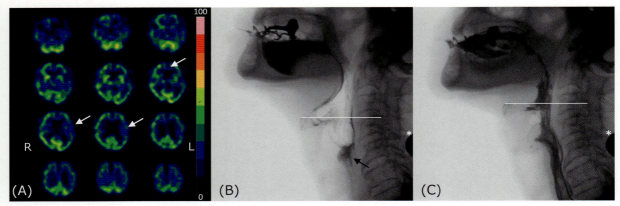

図 3. 血管性認知症．87 歳，男性

A：脳血流 SPECT
多発脳梗塞のため全体的に大脳血流が低下している．左前頭側頭葉は脳梗塞のため左右非対称の血流低下がある(矢印)．平均大脳血流量は左：30.8 ml/100 g/min，右：33.2 ml/100 g/min(基準値：46.6±4.6 ml/100 g/min)と高度に低下した．
B，C：VF(液体 10 ml)(＊：マーカー)
B：嚥下反射惹起前にバリウムが下咽頭まで垂れ込んでいる(矢印)．舌骨は動き始めていない(白線)．
C：舌骨の最大挙上時．舌骨挙上距離が短い(白線)．喉頭侵入がみられる．

変更し，AD 患者の口腔から咽頭への送り込みが劇的に改善し，体重が増加したとする症例報告がある[9]．

血管性認知症(vascular dementia；VaD)

1．疾患の特徴

VaD は，認知機能障害の発症が 1 つ以上の脳卒中発作に時間的に関連すること，もしくは認知機能障害が情報処理速度を含む複合的な注意力，前頭葉性の実行機能に顕著であることを特徴とする[1]．VaD では早期から歩行障害，不安定歩行と頻回の転倒，排尿障害，偽性球麻痺，うつ，情動失禁などを伴うことがあり，AD と比べて神経脱落症状などの身体機能障害を伴うことが多い[3]．CT，MRI では認知機能障害を十分に説明し得る程度の脳血管障害が存在する．SPECT では脳血管障害部位で血流低下がみられる．

2．摂食嚥下障害の特徴

VaD 患者 34 人の VF では，嚥下口腔期における食塊形成と咀嚼の障害が 38.2％，嚥下反射時の喉頭(舌骨)移動の低下が 70.5％，喉頭蓋の反転障害が 52.9％，不顕性誤嚥(むせのない誤嚥)が 32.3％で，これらの所見は AD に比べて有意に多い(図 3)．また，嚥下反射の遅延も VaD 患者の 73.5％に認められる[6]．VaD は障害される大脳の局在部位に応じて認知機能や運動機能が異なり，嚥下も同様である．

レビー小体型認知症(dementia with Lewy bodies；DLB)とパーキンソン病認知症(Parkinson's disease with dementia；PDD)

1．疾患の特徴

DLB と PDD は神経細胞封入体であるレビー小体が，大脳皮質，脳幹，自律神経領域に現れる神経変性疾患である．注意や明晰さの著明な変化に伴う認知の変動と繰り返し現れる具体的な幻視，パーキンソニズムを特徴とする．DLB は認知症の出現前，あるいは出現 1 年以内にパーキンソニズムが現れるのに対し，PDD は明らかなパーキンソン病(PD)の経過中に認知症が現れる[3]．2 つの疾患に本質的な違いはない．

DLB と PDD に特異的な MRI 所見はない．MIBG 心交感シンチグラフィでは，PD と同様に発症早期から心/縦隔比の後期像が低下する．脳ドパミントランスポーター(DaT)シンチグラフィでも PD と同様に，被殻および尾状核での集積低下が認められる．なお，AD は MIBG 心交感シンチグラフィと DaT シンチグラフィの異常を認めない．パーキンソニズムに対しては L-dopa が有効である．抗精神病薬はパーキンソニズムを

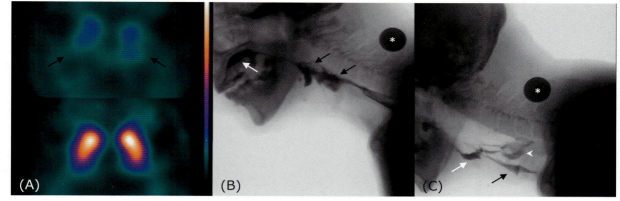

図 4.
A：DaT SPECT
　　上段：レビー小体型認知症(DLB)．67歳，男性
　　下段：アルツハイマー病(AD)．77歳，女性
　　左右の平均 specific binding ratio は DLB：0.72，AD：6.16 で，DLB は高度の集積低下がある(矢印)．
B，C：同 DLB 患者の嚥下造影検査(液体 10 m*l*)（＊：マーカー）
B：舌骨最大挙上時，送り込めなかったバリウムが口腔に残留している(白矢印)．咽頭収縮は不十分で咽頭前壁と後壁が密着しきれていない(黒矢印)．
C：嚥下後，徐々に腰曲がりが強くなった．嚥下後誤嚥(黒矢印)，喉頭蓋谷(白矢印)と梨状窩(白矢頭)の残留を認める．

急激に悪化させることがあり，慎重に投与する．認知症には塩酸ドネペジルや抑肝散が有効な場合がある．

2．摂食嚥下障害の特徴

DLB や PDD では不顕性誤嚥が多く，患者やその家族が嚥下障害に気づいていないことが多い．しかしながら，誤嚥は肺炎発症のリスク因子であり，VF で誤嚥した患者の検査後 2 年以内の肺炎発症率は 83％で，誤嚥を認めなかった患者の 4％よりも有意に高い[10]．

DLB 患者の VF では，口腔期の異常が 50％，咽頭期の異常が 85％に認められ，患者の 45％は口腔期と咽頭期の両方に異常が認められる[11]（図 4）．DLB 患者の口腔期の動きは認知機能が悪いほど悪化し，咽頭期の異常は認知機能と関連しない[12]．

DLB や PDD はパーキンソニズムのため姿勢異常を呈することがあり，姿勢の矯正は有効である．また，認知症のある患者や PD 患者の嚥下障害には，蜂蜜状とろみやネクター状とろみが有効である[13]．DLB や PDD は認知の変動や幻視があるため，嚥下先行期に異常が現れることがある．「食物の中に虫がみえる」といった幻視や「食物に毒が入っている」といった被毒妄想がある場合，原因薬剤の減量・中止や非定型抗精神病薬(クエチアピンなど)の開始を考慮する．自律神経障害が強い患者は，起立性低血圧や食事性低血圧が認知の低下の原因になり得る．

前頭側頭葉変性症(frontotemporal lobar degeneration；FTLD)

1．疾患の特徴

FTLD は初老期に発症し，前頭葉と側頭葉の神経細胞の変性・脱落により，著明な行動異常，精神症状，言語障害などを特徴とする進行性の疾患である．病理学的には神経細胞やグリア細胞に特定の蛋白質が凝集して封入体が蓄積する[3]．臨床的には，行動障害型前頭側頭型認知症(bvFTD)，意味性認知症(SD)，進行性非流暢性失語(PNFA)の 3 型に臨床分類され，それぞれに診断基準がある．しかしながら，FTLD は分子病理学的な共通性で分類する方向にあり，今後の研究によって，新たに分類される可能性がある．FTLD の一型には，認知症に加えて，上位運動ニューロンと下位運動ニューロンの障害をきたす運動ニューロン疾患型前頭側頭型認知症がある．筋萎縮性側索硬化

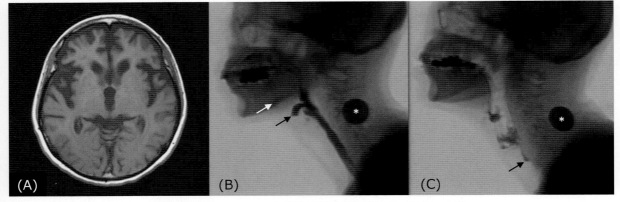

図 5. 運動ニューロン疾患型前頭側頭型認知症. 57 歳, 女性
A：頭部 MRI T1 強調画像水平断. 前頭葉, 側頭葉の萎縮がみられる.
B, C：VF(とろみ 10 m*l*)(*：マーカー)
B：舌骨の最大挙上時, 舌骨挙上は良好である(白矢印)が, 喉頭閉鎖が悪く喉頭侵入している(黒矢印).
C：嚥下後, 誤嚥している(矢印).

症(ALS)と同様に, 球麻痺や筋力低下, 筋萎縮などの運動機能の障害を認める.

2. 摂食嚥下障害の特徴

FTLD は病理学的に分類された疾患であるため, 摂食嚥下障害を含む臨床像は必ずしも一様ではない. 前頭葉徴候が現れた FTLD 患者は, 食事マナーの低下や毎日同じ時間に食事を食べる, 毎日同じものを食べるなどの異常が現れることがある. また, 嚥下障害を示唆する所見として, 嚥下時のむせ, 嚥下困難, 嚥下に時間がかかる, 口に食物を入れたまま咀嚼しないなどが現れる[14].

嚥下内視鏡(VE)による FTLD 患者 21 人(bvFTD 9 人, SD 5 人, PNFA 7 人)の嚥下機能の検討では, FTLD は咀嚼中の咽頭への垂れ込み, 嚥下反射惹起の遅れ, 嚥下後の咽頭残留が健常者に比べて有意に多く, 誤嚥したのは SD 患者 1 人で健常者と有意差がなかったとされる[15]. しかしながら, FTLD の死因では誤嚥性肺炎が多く, 嚥下障害を合併した患者の予後は悪い[16].

運動ニューロン疾患型前頭側頭型認知症は球麻痺が現れる(図 5). ALS と異なり摂食嚥下障害の自覚に乏しく, むせながらも食事を続け, やがて肺炎で死亡することが多い.

進行性核上性麻痺(progressive supranuclear palsy；PSP)

1. 疾患の特徴

PSP は神経病理学的には 4 リピートタウが蓄積するタウオパチーに分類され, FTLD の一型である. そして, PSP はさらにいくつかの臨床型に分けられる[3]. 本稿では PSP の中で最も多い Richardson 症候群を中心に述べる.

PSP は 40 歳以降に発症する神経変性疾患で, 発症早期から転倒を繰り返し, 経過とともに核上性の眼球運動麻痺や頚部後屈が出現する. 進行期には無動寡動が強くなり, 歩行困難, 構音障害や嚥下障害が出現する. 記銘力障害や見当識障害は軽度で, 動作の繰り返しや脱抑制行為, 集中力の低下など, 前頭葉徴候による認知機能障害が目立つ. 頭部 MRI では中脳被蓋の萎縮を特徴とする. 脳血流 SPECT では前頭葉の血流低下を認めることが多い[3].

2. 摂食嚥下障害の特徴

PSP の死因は肺炎が最も多く, その原因として嚥下障害が考えられている. PSP 患者の嚥下障害は, 発症 3 年で半数以上に現れ, 全経過を通して約 7 割に合併する[17]. 発症早期から嚥下障害を伴う患者もいることに注意する.

PSP の前頭葉徴候は摂食行動障害として現れ, 黙々と食物を口に運び続ける患者や食事に集中で

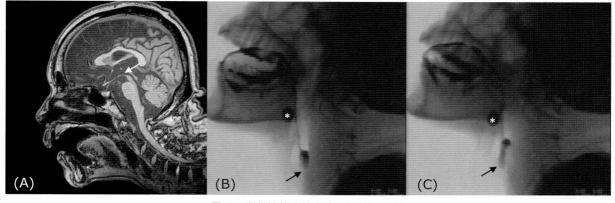

図 6. 進行性核上性麻痺．69歳，女性
A：頭部 MRI（矢状断），中脳被蓋に高度の萎縮を認める（矢印）．頸部後屈位である．
B，C：VF（とろみ5 ml）（＊：マーカー）
B：嚥下反射惹起前にバリウムは下咽頭に達している（矢印）．
C：嚥下反射惹起後，食道入口部を通過できなかったバリウムを誤嚥している（矢印）．

きない患者が多い．眼球運動制限のため下方視ができない患者は，食膳をみずに食事することがある．頸部伸展位が強くなると，閉口することが困難になる．また，嚥下時の喉頭挙上が悪くなり，かつ食道入口部が気管と頸椎で圧迫され，食物輸送が妨げられる（図6）．

PSP 患者は，「嚥下時のむせ，もしくは詰まり感」「唾液の増加」「嚥下困難」「口唇からの食物の漏れ」といった訴えが多く，特に「嚥下時のむせ，もしくは詰まり感」と「唾液の増加」の訴えは嚥下の異常を示唆する[18]．自覚の頻度が高いほど，VF でみられる異常所見は多いとされる[19]．

VF では，PSP 患者は PD 患者に比べて，嚥下咽頭期の遅延，食物の喉頭侵入が有意に多く，造影剤が下顎枝に到達してから下顎枝を通過するまでの咽頭送り込み時間は有意に遅延する[20]．また，PSP 患者は半数以上に嚥下の開始の遅れや舌運動の障害，早期咽頭流入，喉頭蓋谷の残留を認め，19％に誤嚥を認める[18]．

VE では PSP は，食物の早期咽頭流入，嚥下反射開始の遅延，喉頭蓋谷と梨状窩の残留の頻度が高く，誤嚥は30％に認められる．そして，嚥下障害の重症度は，PSP の罹病期間，パーキンソニズム，認知機能と有意に相関する[21]．

PSP の嚥下障害には L-dopa が有効な場合がある[22][23]．L-dopa を慎重に開始し，嚥下障害の改善があれば増量を考慮する．努力嚥下（力を入れて飲みこむことにより，舌根部の後退運動を強め，喉頭蓋谷への残留を減少させる手技）も有効である[23]．下顎を引いた姿勢での嚥下も効果があるが，PSP 患者の頸部伸展位はしばしば矯正困難である．食形態の変更も有効で，嚥下機能に適した嚥下調整食にする．

大脳皮質基底核変性症（corticobasal degeneration；CBD）

1．疾患の特徴

CBD もまた PSP と同様に4リピートタウオパチーに分類され，前頭頭頂葉に左右差のある萎縮を認め，神経細胞やグリア細胞内に異常リン酸化タウが蓄積する．CBD の発症早期には症状に左右差があることが特徴である．筋強剛や無動などの錐体外路徴候，ジストニア，失行，皮質性感覚障害，他人の手徴候（自己の意思とは無関係に自己の左手が無目的に動くもの）などの症状が非対称性に増悪する．CBD の臨床像は多彩で，臨床診断と病理診断が乖離することが多い．そのため，病理診断名として CBD，臨床診断名として大脳皮質基底核症候群（corticobasal syndrome；CBS）が用いられる[3]．

2．摂食嚥下障害の特徴

CBS と診断した24人の患者の検討では，食事の遅さが65％，嚥下時のむせが65％，嚥下困難が52％，口腔乾燥が52％に認められ，運動機能が悪

い患者ほど嚥下障害の訴えが多い傾向にあった．また，VFでは分割嚥下(食物を一度に飲みこまず，数回に分け口腔から咽頭に送り込み，嚥下すること)が77%，咽頭残留が64%，食物の送り込みの障害と舌運動の停止がそれぞれ45%に認められ，誤嚥した患者はいなかった[24]．

正常圧水頭症(normal pressure hydrocephalus ; NPH)

1．疾患の特徴

NPHはくも膜下出血，髄膜炎などの先行疾患がなく，脳脊髄液吸収障害に起因した病態で，高齢者に多く，歩行障害を主体として認知障害，尿失禁が緩徐に進行する症候群である．CT，MRIでは，脳室の拡大，シルビウス裂の拡大，高位円蓋部での脳溝・くも膜下腔の狭小化が特徴的である．タップテスト，ドレナージテストで症状の改善を認め，シャント術で治療する[25]．

2．摂食嚥下障害の特徴

問診票による調査では，NPH患者50中43人(86%)に摂食嚥下障害の自覚があり，咽頭詰まり感，むせ，湿性嗄声，嚥下困難感が多く，シャント術後6か月で43人中37人(86%)に嚥下の改善がみられた[26]．

文献

1) American Psychiatric Association : Diagnostic and Statistical Manual of Mental Disorders, Fifth Edition, DSM-5. American Psychiatric Association, 2013.
2) Wada-Isoe K, et al : Prevalence of dementia in the rural island town of Ama-cho. *Neuroepidemiology*, **32**(2) : 101-106, 2009.
3) 日本神経学会，「認知症疾患診療ガイドライン」作成委員会(編)：認知症疾患診療ガイドライン2017．医学書院，2017．
4) Iwasaki K, et al : A pilot study of banxia houpu tang, a traditional Chinese medicine, for reducing pneumonia risk in older adults with dementia. *J Am Geriatr Soc*, **55**(12) : 2035-2040, 2007.
5) Riviere S, et al : Cognitive function and caregiver burden : predictive factors for eating behaviour disorders in Alzheimer's disease. *Int J Geriatr Psychiatry*, **17**(10) : 950-955, 2002.
6) Suh MK, et al : Dysphagia in patients with dementia : Alzheimer versus vascular. *Alzheimer Dis Assoc Disord*, **23**(2) : 178-184, 2009.
7) Horner J, et al : Swallowing in Alzheimer's disease. *Alzheimer Dis Assoc Disord*, **8**(3) : 177-189, 1994.
8) Wada H, et al : Risk factors of aspiration pneumonia in Alzheimer's disease patients. *Gerontology*, **47**(5) : 271-276, 2001.
9) Uwano C, et al : Rivastigmine dermal patch solves eating problems in an individual with advanced Alzheimer's disease. *J Am Geriatr Soc*, **60**(10) : 1979-1980, 2012.
10) Yamamoto T, et al : Risk of pneumonia onset and discontinuation of oral intake following videofluorography in patients with Lewy body disease. *Parkinsonism Relat Disord*, **16**(8) : 503-506, 2010.
11) Londos E, et al : Dysphagia in Lewy body dementia- a clinical observational study of swallowing function by videofluoroscopic examination. *BMC Neurol*, **13** : 140, 2013.
12) 梅本丈二ほか：レビー小多型認知症患者の摂食・嚥下障害―改訂版長谷川式簡易知能評価スケールとの関連について―．老年歯学，**26**(3)：339-345，2011．
13) Logemann JA, et al : A randomized study of three interventions for aspiration of thin liquids in patients with dementia or Parkinson's disease. *J Speech Lang Hear Res*, **51**(1) : 173-183, 2008.
14) Ikeda M, et al : Changes in appetite, food preference, and eating habits in frontotemporal dementia and Alzheimer's disease. *J Neurol Neurosurg Psychiatry*, **73**(4) : 371-376, 2002.
15) Langmore SE, et al : Dysphagia in patients with frontotemporal lobar dementia. *Arch Neurol*, **64**(1) : 58-62, 2007.
16) Grasbeck A, et al : Predictors of mortality in frontotemporal dementia : a retrospective study of the prognostic influence of pre-diagnostic features. *Int J Geriatr Psychiatry*, **18**(7) : 594-601, 2003.
17) Respondek G, et al : The phenotypic spectrum of progressive supranuclear palsy : a retrospective

multicenter study of 100 definite cases. *Mov Disord*, 29(14)：1758-1766, 2014.
18) Litvan I, et al：Characterizing swallowing abnormalities in progressive supranuclear palsy. *Neurology*, 48(6)：1654-1662, 1997.
19) Johnston BT, et al：Comparison of swallowing function in Parkinson's disease and progressive supranuclear palsy. *Mov Disord*, 12(3)：322-327, 1997.
20) 市原典子ほか：Videofluography をもちいたパーキンソン病，進行性核上性麻痺の嚥下障害の検討．臨床神経，40(11)：1076-1082，2000．
21) Otsuki M, et al：Progressive anterior operculum syndrome due to FTLD-TDP：a clinico-pathological investigation. *J Neurol*, 257(7)：1148-1153, 2010.
22) Varanese S, et al：Responsiveness of dysphagia to acute L-Dopa challenge in progressive supranuclear palsy. *J Neurol*, 261(2)：441-442, 2014.
23) Warnecke T, et al：Endoscopic characteristics and levodopa responsiveness of swallowing function in progressive supranuclear palsy. *Mov Disord*, 25(9)：1239-1245, 2010.
24) Grunho M, et al：Swallowing disturbances in the corticobasal syndrome. *Parkinsonism Relat Disord*, 21(11)：1342-1348, 2015.
25) 日本正常圧水頭症学会，特発性正常圧水頭症診療ガイドライン作成委員会（編）：特発性正常圧水頭症診療ガイドライン第2版．メディカルレビュー社，2011．
26) Chankaew E, et al：Bulbar dysfunction in normal pressure hydrocephalus：a prospective study. *Neurosurg Focus*, 41(3)：E15, 2016.

好評書籍

睡眠からみた認知症診療ハンドブック
―早期診断と多角的治療アプローチ―

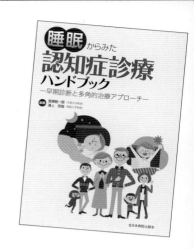

B5判　146頁　3,500円＋税
2016年9月発行

編集　宮崎総一郎（中部大学教授）
　　　浦上　克哉（鳥取大学教授）

認知症や脳疾患の予防には脳の役割を知り，適切な睡眠を確保することが重要であり，睡眠の観点から認知症予防と診療に重点をおいてまとめられた1冊！！

目次

I　総論
1. 睡眠とは　……………………………………………………………………宮崎総一郎
2. 認知症とは　…………………………………………………………………浦上克哉
3. 健やかに老いるための時間老年学　………………………………………大塚邦明
4. 認知症の基礎研究　………………………………………遠山育夫，加藤智子

II　各論
1. 睡眠障害と認知症　………………………………小曽根基裕，堀地彩奈，伊藤洋
2. 睡眠呼吸障害と認知症　…………………………北村拓朗，宮崎総一郎，鈴木秀明
3. 昼寝と認知症　………………………………………………………………林光緒
4. 光と認知症　………………………………………宮崎総一郎，大川匡子，野口公喜
5. 聴力低下と認知症　…………………………………………内田育恵，杉浦彩子
6. においと睡眠　………………………………………………白川修一郎，松浦倫子

III　診断
1. 認知症の早期診断　…………………………………………………………浦上克哉
2. 認知症の嗅覚検査　…………………………………………………………三輪高喜
3. 嗅覚障害からみた認知症早期診断　………………………宮本雅之，宮本智之
4. 認知症の臨床検査　…………………………………………………………河月稔
5. アルツハイマー型認知症のバイオマーカー　……………………………高村歩美

IV　治療
1. 認知症の治療総論　…………………………………………………………浦上克哉
2. 睡眠衛生指導
　―地域におけるsleep health promotionと施設での睡眠マネジメント―
　………………………………………………………田中秀樹，田村典久
3. 薬物療法　………………………………………長濱道治，河野公範，堀口淳
4. 運動による認知症予防　………………白木基之，田中弘之，田嶋繁樹，福井壽男，西野仁雄
5. 口腔衛生と認知症予防　……………………………………………………植田耕一郎

全日本病院出版会

〒113-0033　東京都文京区本郷3-16-4
http://www.zenniti.com

Tel：03-5689-5989
Fax：03-5689-8030

おもとめはお近くの書店または弊社ホームページまで！

特集／認知症高齢者の摂食嚥下リハビリテーション

認知症高齢者への歯科的対応の視点

平野浩彦*

Abstract 日本の認知症の数は462万人との報告がなされ，今後もその数は増加することが推定されている．そういったなか，平成27(2015)年1月に国家戦略として認知症施策推進総合戦略(新オレンジプラン)が発表され，7つの柱が提示された．その2つ目の柱として，「認知症の容態に応じた適時・適切な医療・介護等の提供」が示されており，この基本的考え方は，「発症予防⇒発症初期⇒急性増悪時⇒中期⇒人生の最終段階」といった認知症の容態の変化に応じて適時・適切に切れ目なく，そのときの容態に最もふさわしい場所で，医療・介護が提供される仕組みを実現することが示されている．本稿では，アルツハイマー病を中心にその進行に伴い生じる課題に対しての対応を，歯科的対応を主眼に概説した．

Key words 認知症(dementia)，歯科治療(dental treatment)，義歯(denture)，摂食嚥下障害(dysphagia)，抜歯(tooth extraction)

はじめに

高齢者口腔保健活動の1つに8020運動があり，1989年に始まった．80歳で20本以上の歯を残すことを目的としたものである．開始当初は1割にも満たなかった達成者率が，2017年には5割を超える結果となっており，この運動は大きな成功を収めつつある．本特集のテーマである認知症は80歳を超えると発症率は急速に高まる．つまり，80歳を超えると認知症の発症率は高まり，その口腔には多くの歯を残していることとなる．認知症を発症するとその進行とともに，口腔衛生の自己管理，歯科医療受療が困難となるケースが増加する．本稿では，8020運動で多くの歯を残した認知症高齢者の口を支える歯科的対応の視点について概説する．また，高齢期における認知症の原因は60～70種類あるといわれるが，最も多い認知症はアルツハイマー病(Alzheimer disease；以下 AD)であ

ることから，ADへの対応を中心に記載する．

ADの進行に伴う口腔機能関連課題の概要

図1にADの進行に伴い生じる口腔管理関連課題の概要を示す[1]．その進行は軽度認知障害(mild cognitive impairment；MCI)から始まり，最終的に終末期に至る．つまりADは変性疾患であり死に至る病であることをまず認識する必要があり，脳血管性認知症と峻別する意味で変性性認知症に類型される．

AD進行前半における課題は，高次脳機能低下により「その人をとりまく環境とのかかわりの障害」から引き起こされるBPSD (behavioral and psychological symptoms of dementia)への対応である．この時期の口腔関連の課題としては，記憶障害，見当識障害さらに遂行(実行)機能障害などの高次機能障害により，「食べたことを忘れる」「食事の場面が理解できない」「食具(箸など)の使い方

---

* Hirohiko HIRANO，〒173-0015 東京都板橋区栄町35-2 東京都健康長寿医療センター歯科口腔外科，部長

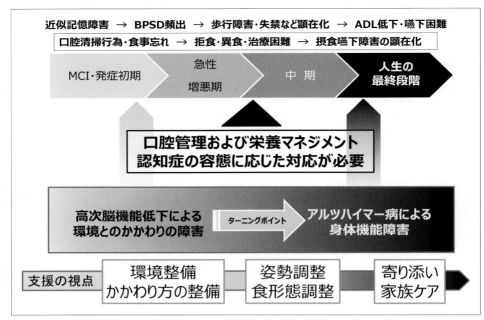

図 1. 認知症高齢者の口腔管理関連課題の変遷(アルツハイマー病例)

が分からなくなる(失行)」,また口腔衛生の課題は「ブラッシングをしたことを忘れる」「歯磨き介助の拒否」などが中心となる.これらの課題に対しては,AD による高次脳機能障害を理解した,認知症の人に「やさしい」環境づくり,および対応が必要となる.

後半における課題は,AD により生じる「身体機能の障害」が主体となる.例えば「含嗽ができない」「咀嚼運動が起こらずため込んでしまう」「むせてしまう」といったことがみられるようになる.さらに病状が進行すると「経口摂取困難」となり,栄養摂取に関する課題が大きくなり,緩和ケアの視点も必要となる.また,ここで示した「2つの障害」のターニングポイントは,失禁や歩行障害が顕在化した時期であり,一連の認知症の進行を意識し,容態に応じた適時適切な対応を行っていくことが,歯科治療および口腔衛生管理を円滑に実施するうえで重要となる.

歯科治療および口腔衛生管理を実施するために理解したい認知症のケアメソッド

認知症でない者にとっても受療ハードルの高い歯科治療,さらには他人の手による口腔衛生管理の場面では,認知症の人との信頼関係づくりは極めて重要と考える.治療・ケアに対して拒否言動が出現した場面で,認知機能が保たれている人と同様に「言葉」による説明を行い,その効果が認められない場合,さらに耳元で大きな声で説得をするシーンをしばしば経験する.先に述べたように,「環境とのかかわりの障害(図 1)」のフェーズでは,認知症により様々な高次脳機能が低下しているため,「言葉」による説明では理解が進まず不安が増大し,耳元での叫ばれる大きな声での「言葉」は,怒鳴り声と感じ,その結果さらに不安感が増し,怒り出してしまうことは当然の結果といえよう.認知症の人は,高次脳機能が低下し中核症状(記憶障害,見当識障害,失行,遂行機能障害など)をきたし,健常な者には理解し難い様々なストレスなどを感じ,結果的に BPSD となって現れることとなる.こういった認知症の精神・心理状態を理解した全人的ケアメソッドが多く考案されている.認知症の人が受容困難なケアの1つである,歯科治療および口腔衛生管理を実施するうえで,これら認知症のケアメソッドの理解は,治療・ケアを円滑に提供するうえで有効と考える.表 1 に代表的な認知症ケアメソッドである「バリデーション」,「パーソンセンタードケア」,「ユマニチュード」の特徴を示した[2].

表 1. 代表的な認知症のケアメソッドの特徴

メソッド名	バリデーション	パーソンセンタードケア	ユマニチュード
対象者	見当識障害のある後期高齢者	認知症のある人	他者の援助を必要とする人すべて
評価尺度	効果の客観的評価	ケアマッピング DCM	ケア・コミュニケーション要素の情報学的測定
開発者	ナオミ・フェイル	トム・キットウッド	イヴ・ジネスト, ロゼット・マレスコッティ
開発国	アメリカ	イギリス	フランス
開発年度	1962〜80年	1992年〜	1981年〜
ケア内容	尊厳と共感を持ってかかわることを基本とし,尊厳を回復し,引きこもりに陥らないように援助するコミュニケーション方法である.そのテクニックとして, ① センタリング(精神の統一・集中) ② 相手を威嚇しないように事実についての言葉を用いて信頼を築く ③ リフレージング ④ 極端な表現を使う ⑤ 反対のことを想像させる ⑥ 思い出話をする ⑦ 真心を込めたアイコンタクトを保つ ⑧ 曖昧な表現を使う ⑨ 低くはっきりとした愛情のこもった声で話す ⑩ 相手の人の動作や感情を観察して合わせる ⑪ 満たされていない人間欲求と行動を結びつける ⑫ その人の好みの感覚を使う ⑬ タッチング ⑭ 音楽を使う	「その人を中心としたケア」で,「その人らしさ」「人となり」を維持向上させることを目標としている.くつろぎ,安らぎ,自分が自分であること,愛着・結びつき・たずさわることや共にあることを大切にしている. ① ケアマッピングのツールを用い,6時間以上連続して対象者を観察し,5分ごとにかかわりに対して,どのような行動をしているのかを記録し,理解を深める. ② 良い状態,良くない状態を評価し,ケア目標を具体的に示し,有効な指針をみつけることを目的としたケア方法である.イギリスでは,国家基準として取り入れている.	「ケアする人とは何か」,「人とは何か」という命題に基づく,知覚・感情・言語によるマルチモーダル・コミュニケーション技法である.本人の現在の能力を評価してケアのゴールを「回復を目指す」「機能を保つ」「共にいる」のいずれかに定め,すべてのケアを5つのステップから構成される1つのシークエンスとして実施する. ① 出会いの準備(ノックによって来訪を告げ,相手のパーソナルな領域に入る許可を得る) ② ケアの準備(相手との良い関係を構築し,ケアの同意を得る) ③ 知覚の連結(いわゆるケア.コミュニケーションの4つの柱「見る・話す・触れる・立つ」を同時に組み合わせるマルチモーダル・コミュニケーションを常に行う) ④ 感情の固定(共に良い時間を過ごしたことを振り返る) ⑤ 再会の約束(次の出会いを楽しみにしていることを告げる) ②で3分以内に同意が得られなければ,一旦あきらめる.強制的なケアは行わず,④⑤を行なって改めて来訪する.
インストラクター要件	アメリカオハイオ州バリデーショントレーニング協会本部が養成・認定している. 日本での認定が可能.	各国 DCM 研修を受け,段階に応じて養成・認定をしている.基礎コースから上級コースまである. 日本での認定が可能.	ジネスト・マレスコッティ研究所が養成・認定している. 日本での認定が可能.

(文献2より引用改変)

AD の進行に伴う口腔関連課題の整理

AD は代表的な評価法の1つに functional assessment staging(FAST)がある.FAST は観察評価方法であり,AD の進行とともに生じる症状について家族・介護者からの情報を基に評価し,ADL(日常生活動作)障害を基準に AD の重症度を把握する目的で使用される.したがって,診療室などでみられる AD の「取り繕い」による本来の状況の誤認などを最小限にすることができる.

我々の研究グループが FAST に口腔関連課題を付記したものを表 2[1)3)]に示す.FAST は1〜7までのステージに類型され,ステージ1,2は正常もしくは年齢相応,ステージ3は境界状態(MCI:軽度認知障害),ステージ4が軽度,ステージ5が中等度,さらにステージ6,7が高度と類型化されている.図1に示した課題の変遷との対応は,FAST ステージ1〜5までは AD の高次脳機能障害による「環境とのかかわりの障害」に相当し,FAST ステージ6以降の記載内容は「身体機能障害」に相当する.以下,軽度認知障害に相当する FAST ステージ3以降の歯科的対応の視点について概説する.

1. 軽度認知障害(mild cognitive impairment;MCI):FAST ステージ3

このステージは認知症の前段階とされる軽度認

表 2. FAST による認知症重症度評価と関連した口腔のセルフケアおよび摂食嚥下機能と口腔機能管理の要点(文献1.3より)

FAST		既存の FAST の特徴
正　常	1	認知機能低下は認められない.
年齢相応	2	物の置き忘れを訴えるが，年相応の物忘れ程度.
境界状態	3	日常生活の中で，これまでやってきた慣れた仕事(作業)は遂行できる．一方，熟練を要する複雑な仕事を遂行することが困難．新しい場所に出かけることが困難.
軽　度	4	夕食に客を招く段取りをつけたり，家計を管理したり，買い物をしたりする程度の仕事でも支障をきたす． 例えば，買い物で必要なものを必要な量だけ買うことができなかったり，誰かがついていないと買い物の勘定を正しく払うことができない． 入浴や更衣など家庭内での日常生活は概ね介助なしで可能.
中等度	5	買い物を1人ですることはできない．自動車の安全な運転ができない．明らかに釣り合いがとれていない組合せで服を着たりし，季節にあった洋服を自分で適切に選ぶことができないために，介助が必要となる． 毎日の入浴を忘れることもある．入浴させるときにもなんとかなだめすかして説得することが必要なこともあるが，入浴行為は自立している．感情障害や多動，睡眠障害がある.
やや高度	6a	(a) 寝巻の上に普段着を重ねて着てしまう．靴ひもが結べなかったり，ボタンを掛けられなかったり，左右間違えて靴を履いてしまうことがある.
	6b	(b) 入浴時，お湯の温度・量を調節できなくなり，体もうまく洗えなくなる．浴槽に入ったり出たりすることもできにくくなり，風呂あがりにきちんと体を拭くことができない．風呂に入りたがらない，嫌がるという行動がみられることもある.
	6c	(c) トイレで用を済ませた後，水を流すのを忘れたり，拭くのを忘れる．用便後に服をきちんと直せなかったりする.
	6d	(d) 尿失禁，適切な排泄行動が起こせないことがある.
	6e	(e) 便失禁，攻撃的行為，焦燥などがある.
高　度	7a	(a) 言葉が最大限約6語程度に限定され，完全な文章を話すことがしばしば困難となる.
	7b	(b) 理解し得る言葉が限定され，発語も限られた1つ程度の単語となる.
	7c	(c) 歩行能力の喪失，歩行のバランスがとれない，拘縮がある.
	7d	(d) 着座能力の喪失，介助なしで座位を保てなくなる.
	7e	(e) 笑う能力の喪失
	7f	(f) 無表情で寝たきり

(本間　昭, 臼井樹子：Functional Assessment Staging(FAST). 日本臨床, 61(増9)：125-128, 2003. より引用改変)

表 2. つづき

口腔のセルフケアと口腔機能	摂食・嚥下機能	口腔衛生と食の支援の要点	FAST	
自立している.	正常	特に支援なし	1	正　常
概ね自立している.	正常	料理の支援	2	年齢相応
一見自立しているが, セルフケアの精度は低下している.	正常	新しい清掃用具を導入する場合は支援が必要.	3	境界状態
口腔清掃のセルフケアが不十分になる. 忘れてしまうこともある. 誘導が必要. ガーグリング, リンシングは自立している.	大きな問題はないが, 咀嚼が不十分になりがちなまま食べている.	清掃用具の支援に加え, 口腔清掃行為の誘導や, 日々の習慣化などに配慮する必要がある. 介助の受け入れは自尊心が障害となり困難な場合が多い.	4	軽　度
口腔清掃を1人で遂行することは困難. 誘導や介助が必要. 義歯をしまいこんで紛失することがある. ガーグリングが困難になる.	口腔の巧緻性の低下, 咀嚼運動の協調性の低下, 咀嚼力低下が起こり始める. 目の前に食べ物があると食べてしまうことがある.	口腔清掃行為の誘導に拒否がおこらないように, 本人のリズムに合わせる必要がある. 義歯紛失に注意が必要. 食事の様子の変化を注意深く観察し, 提供方法を工夫する.	5	中等度
口腔清掃に介助が必要. ガーグリング困難だがリンシングは促せば自立している.	食べ物の種類に合わせた食べ方が困難になり, 機会誤嚥が生じる.	食事中, 咀嚼せずに丸呑みしたり頬張りすぎないように食具の大きさなどに配慮する.	6a	やや高度
歯ブラシの使用が困難になってくる. 口腔清掃したがらない.	嚥下の協調運動が困難なことがある. 隣人の皿から食べることがある.	口腔清掃を誘導し, 必要があれば介助清掃するが, 介助の導入は配慮が必要. 食事の提供の仕方や, 食具に配慮が必要.	6b	
口腔清掃したがらず, 複雑な義歯の着脱, 取り扱いが困難になってくる.	口腔内での食物の処理, 食塊形成が的確にできず, 食形態によってはむせるようになる.	食形態に配慮が必要. 義歯の着脱の支援が必要. 口腔清掃の介助は本人のリズムに配慮して行う.	6c	
うがいの水を飲んでしまうことがある. 口腔清掃の介助を嫌がる.	食形態によっては飲み込めない. 口唇閉鎖機能が低下し始める.	理解力低下に伴う口腔清掃介助拒否に配慮し, セルフケアも促しながら介助を行う.	6d	
口腔清掃の介助を嫌がる. 簡単な義歯の着脱も困難になる.	舌運動機能低下があり, 食べ方と嚥下機能の協調の不整合による誤嚥が認められる.	口腔清掃はセルフケア後に介助する必要がある. 嚥下機能に合わせて食形態を変更する.	6e	
セルフケア困難. コップを渡してもリンシング困難で, しばしば水を飲んでしまう.	口腔筋, 特に舌の巧緻性の低下がより著しい. 食事介助に拒否がある場合もある.	口腔清掃はすべて介助する必要がある.	7a	高度
リンシング不可.	水分嚥下困難になる. 喀出反射が起こりにくく, 弱い咳しか出せない.	口腔感覚の惹起を目的に, 食事前に口腔ケアを行う. 水分の誤嚥に配慮する.	7b	
義歯使用困難になる. 介助清掃時の水分でむせる.	舌圧低下, 嚥下反射が遅延し, 水分嚥下時にむせる. 喀出はあっても弱く肺炎リスクがある.	誤嚥に留意して, 姿勢に配慮してケアを行う. 食事に介助が必要で, 一口量, ペーシングに配慮する.	7c	
口腔清掃時の水分や唾液も誤嚥しやすいため, 介助清掃では水分の拭き取りが必要.	唾液でも誤嚥する. 喀出が困難で, リクライニング位にする必要がある. 食欲低下がある.	介助口腔清掃時の水分は咽頭に侵入しないように拭き取る. 食事介助は疲労を避けて補助栄養も検討する.	7d	
セルフケア不可能. 口腔乾燥があり, 積極的な保湿の必要がある.	口腔筋は弛緩しがちで, 口腔乾燥しやすく, さらに呼吸機能低下, 喀出困難がある.	口腔機能の低下から口腔乾燥になりやすく, 積極的に保湿する必要がある.	7e	
	常に唾液の誤嚥がある.	介助の口腔清掃は疲労を避けるように行うことが必要. 積極的に保湿する必要がある.	7f	

知障害（MCI）の段階である．この段階は稀ではあるものの重要な約束を忘れてしまったり，初めての場所への旅行の際，自分の宿泊先の場所を忘れたり，電車の乗り換えを間違ったりなど，少し複雑な作業で日常生活の不具合が明らかになるケースがある．その一方で，買い物や家計の管理，あるいは馴染みのある場所への旅行では全く支障がないケースがほとんどであり，老化による認知機能低下と解釈されてしまうことも多い．

高齢者の場合，そのほとんどは会社や社会的活動の一線から退いているため，軽度認知障害になっていても日常生活の中ではその障害に気付かれることが少なく，さらに進み，認知症を発症した段階で日常生活に不具合が顕在化して初めて周囲が認知症の疑いを持つケースが少なくない．したがって，このステージで歯科受診などにおいては大きな問題が生じるケースは少ない．しかし，本人による口腔衛生管理（ブラッシング）は保持されているものの，歯科医療機関にて指導された，新たな清掃用具の使用，手技などの受け入れがスムースにいかないケースがある．こういったケースでは，単に「歳のせい（老化）」と判断せず，「軽度の認知機能低下（MCI）かもしれない」との視点を持つ必要がある．

2．軽度認知症：FAST ステージ 4

軽度認知症のステージでは，買い物の場面で必要なものを必要な量だけ買うこと，支払いで勘定を正しく払うことなどが困難となり，日常生活に不具合が生じるケースが増加する．その一方で，自分で洋服を選んで着たり，入浴したり，行き慣れている所へ行ったりすることは不具合がないことがほとんどである．このステージにおいても歯科受診時に大きな問題が起こることはほとんどない．ただ，近似記憶障害により，受付での支払いのトラブル（支払い「したこと」や「すること」を忘れる），診療予約時間を守れず突然来院したりするなどのトラブルが起こる可能性が高まる．このステージのBPSDの多くは近似記憶から引き起こされることから，記憶障害に配慮した対応が必要となる．支払い，予約などのトラブルの際，「先ほどお渡しました」「先日お話ししましたように…」などの，近似記憶に基づいた説得はかえって混乱を招くので配慮が必要である．また，このステージでは習慣化されているブラッシング行為は継続されるものの，歯科医療機関にて指導された新たな清掃手技，例えばデンタルフロス，歯間ブラシの使用などは実施が困難であり口腔清掃状態が改善しないケースが増える．

3．認知症中等度：FAST ステージ 5

このステージまで進行すると，着衣行為は着る順番などに混乱がみられ声掛けなどの支援が必要となる．歯科治療，口腔衛生管理を行う際には声掛けなどを頻回に行い，本人の記憶障害，見当識障害などによって生じる様々な疑問，不安を解くことが必要となる．声掛けの内容は，今本人がどこに居て，何をする場面なのかを明確に伝えることを心掛け，本人の不安を軽減し円滑に治療へ導入する配慮が必要となる．第三者に口腔清掃（口腔衛生管理）を委ねることは，本人にとって不快であり拒否されることが多いケアの1つである．口腔衛生管理を行う場面では，「いま食事が終わって，少し口の中が汚れているかもしれないので，歯磨きしましょう．ついでに，汚れのチェックもしておきましょう！」などの声掛けにより，本人が「口を触られる」場面の必然性を感じられる状況に誘導するなどの配慮が必要となる．また声掛けの内容は，「いま歯磨きをしていますが，とても綺麗になってきましたよ．」など，介護者が行っているケア行為を実況説明するように，さらにその内容をポジティブな表現で伝えるようにすると効果的である．またこのステージでは義歯の管理が困難になり，装着も困難となるケースも増える．この時期は，義歯の紛失（しまい込み）もしばしば認められる．

4．やや高度な認知症：FAST ステージ 6

認知症による高次脳機能障害が進み，食事環境とのかかわりがさらに困難となり，食事環境への工夫・配慮が必要となるステージである．また食

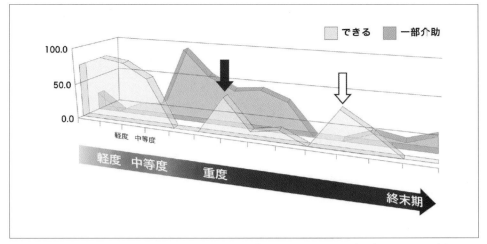

図 2. アルツハイマー病重症度(FAST)と義歯使用可否の関係(対象：AD 175 名)
(文献 4 より)

具などが使えなくなり(食具の失行)，食物の手掴み，さらには食物のもてあそびも認められるようになる．その対応としては，声掛け，食器，食具を持って頂く，さらに混乱が解消しない場合は，二人羽織のように後方から食行動支援を行うことが効果的である．これらの対応でも食具の失行(箸などの使用法の混乱)が解消できないケースでは，手掴みで食事可能なおにぎり，サンドウィッチなどの形で提供することも選択肢となる．また歯ブラシなどの口腔清掃器具への理解も低下し，さらに歯科治療，口腔衛生管理への拒否もさらに強くなることが多くなるステージである．

5．高度な認知症：FAST ステージ7

口腔失行(麻痺などがないにもかかわらず，食べる，飲むなどの行為ができない状態)により口の中への溜め込み，吹き出し，さらには，むせ・食べこぼしを認めるようになる．さらに声掛けによる言語的なコミュニケーションが困難となることが多くなるため，声掛けによる効果が乏しいケースでは，身振りなどでの誘導といった非言語的な誘導(ノンバーバルコミュニケーション)を取り入れることも効果的である．また口腔失行のケースでは，飲み込むきっかけを，口唇，頬へのボディタッチ，さらには飲み込みやすい食事(液状物など)を交互に提供するなどの配慮も必要となる．さらに認知症が進行すると傾眠傾向が強くなり，唾液でむせる回数も増加する．こういった

時期になると嚥下機能低下は顕著となり，誤嚥性肺炎のリスクも高まり口腔衛生管理手法には十分な配慮が必要となる．

AD ではこのステージになり初めて嚥下機能障害が顕在化する．一方，レビー小体型認知症では，自ら食事をとることが可能なステージから嚥下障害が認められるケースが多い点が，AD と異なる点の1つである[1]．

義歯の使用可否と栄養障害の課題

認知症の重度化による口腔機能低下は，栄養障害の主原因の1つといえる．高齢者口腔保健活動(8020 運動など)の成果により，近年高齢者は多くの歯を残し，2017 年の報告では80歳で20本以上の歯を残す者は5割を超えている．80歳を超えると認知症の発症頻度は高まる．さらに認知症が重度化すると，口腔衛生管理(歯磨き行為など)が困難となり，さらに介護者による口腔衛生管理(口腔ケア)の受け入れも困難となり，その結果，歯周炎，う蝕などが発症し，歯を失い，噛みあわせ(咬合)が不良となるリスクが高まる．歯を失うことによる咬合の喪失は，栄養状態低下と関係が深く，AD を対象とした弘中・高城らの報告[4]では，栄養リスク群への因子として認知症重度化，臼歯部咬合不全が指摘されている．AD は，その進行を抑制することは困難であるため，この報告結果は，咬合維持・改善が認知症栄養改善に大きく寄与す

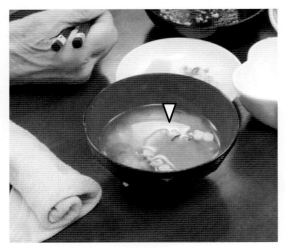

図 3. 義歯の使用困難事例
義歯（矢頭）を異物として認識してしまったため，汁物に入れてしまうことが多くなり，最終的に義歯装着が困難となった事例

る可能性を示唆する知見といえる．

　失った咬合は義歯作成などによって改善されるが，認知症の進行とともに義歯の使用が困難となる割合が増加する．図2[4]に，AD進行（FAST）に伴う義歯使用可否の状況を示す．FASTステージ6（重度）に移行する時期から自身による義歯装着（管理）が困難となり介助が必要となる．さらにFASTステージ6後半から義歯使用が困難になる割合が顕著に増加する傾向を認めた．臨床（介護）現場では，義歯使用困難また拒否により一度義歯を外さざるを得なくなったケースでは，その後，義歯再装着を試みられないことも多い．現在歯数が少ないケースでは義歯使用困難による咀嚼機能低下，さらに無歯顎者（残存歯数0本の者）では顕著な食事摂取困難を招くケースもあり，栄養障害，脱水のリスクが急速に高まることとなる．こういったケースは対応に難渋することが多いが，義歯使用困難となった原因を検討し対応することとなる．これらの原因は，義歯不適合による違和感，疼痛など，歯科治療で対応できるものから，認知症の進行により義歯を異物として認識してしまい外してしまうケース（図3）[5]など多岐にわたる．一方，先に示した調査知見では，FASTステージ6およびFASTステージ7前半では約半数が逆に義歯使用可能となる傾向（図2中の矢印）であった．この結果は，認知症の進行により義歯装着が困難となったとしても，適宜再度装着を試みることにより再度義歯の使用が可能となり，咬合回復さらに咀嚼機能回復が期待できる可能性を示唆する結果であり，臨床場面でも経験する事象である．

さいごに

　本稿ではADを中心にその進行とともに生じる様々な容態に応じた適時適切な対応の視点について触れた．近年，8020運動の成功により多くの高齢者が多数の歯を残し，快適な食生活を享受できるようになってきた．その一方で，多数の歯を残したことが認知症の人の口腔衛生管理を困難にしており，口腔衛生管理が困難なケースでは抜歯を早期に計画することが望ましいとの指摘を耳にすることがある．しかし，この指摘は「認知症の容態に応じた適時適切な対応」が不十分であることが要因であり，認知症の人への歯科治療の適切な対応とは言い難い．認知症に対するstigma（偏見）をなくし，歯科治療を含めた医療，介護などの提供を行うことができれば，認知症を焦点化した歯科治療のプラン作成は必要ないと考える．一方で，認知症への理解が十分に広がっていないことも事実であり，その過渡期の現時点では，認知症に焦点化し歯科治療の対応を検討することは重要な取り組みといえよう[6]．本稿が，認知症とともに暮らせる社会をつくるために，dementia friendly dentistryが広がる一助となれば幸いである．

文　献

1) 平野浩彦ほか：認知症高齢者への食支援と口腔ケア．株式会社ワールドプランニング，2014．
2) 中谷こずえほか：認知症のケアメソッド「バリデーション」「パーソンセンタードケア」「ユマニチュード」の文献検討によるメソッド比較．中部学院大学・中部学院短期大学部研究紀要，17：73-79，2016．
3) 枝広あや子：認知症などをもつ要介護高齢者の口の管理のポイントを教えてください．$Geriatr\ Med$，53(11)：1195-1198，2015．

4) 平野浩彦（主任研究者）：平成 25 年度厚生労働科学研究費補助金（長寿科学研究開発事業）研究 要介護高齢者等の口腔機能および口腔の健康状態の改善ならびに食生活の質の向上に関する研究（H25-長寿-一般-005）：報告書．2015.
5) 平野浩彦：不安を受け入れてうまくいくトラブルをよばない認知症患者さんへの対応，歯衛士，**40**：54-65，2016.
6) 枝広あや子ほか，日本老年歯科医学会ガイドライン委員会：認知症患者の歯科的対応および歯科治療のあり方学会の立場表明 2015．老年歯医，**30**（1）：3-11，2015.

特集／認知症高齢者の摂食嚥下リハビリテーション

認知症高齢者の口腔ケアのポイント

溝越啓子*

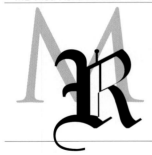

Abstract 口腔ケアには，口腔内の衛生状態を保つケアと口腔の機能を改善，維持・向上するためのケアがある．自分の口から食べることができるということは，心身の健康を考えると重要なことである．しかし，認知症高齢者においては，周辺症状の影響により口腔内の衛生状態を保つことが困難になり，歯周病などで歯を失うこともある．さらに義歯を装着することも難しくなると，口腔の機能低下や栄養状態の低下につながる．周辺症状は個別性が高く，介護者はその対応に苦慮している．心地良いと感じて貰えるようなケアを提供するためにも，口腔ケアの場面だけでなく日常生活の色々な場面を観察することで，口腔内の状況やその方の気持ちを推察する．1人で完璧に行おうとせずに，他のスタッフと協力し根気よく続けることが重要である．

Key words 認知症(dementia)，口腔ケア(oral health care)，観察(observe)，共感(sympathy)

口腔ケアとは…？

「口腔ケア」という言葉を聞くと「歯磨き」を思い浮かべる方が多いと思うが，口の中の汚れは「歯」についているものばかりではない．頬の内側や口蓋（上あご）・舌・歯肉にも細菌が付着しているのである．認知症を含む高齢者や要介護者において口腔ケアには2種類あり，口の中の汚れ（食物残渣や細菌）を取り除き清潔にするためのケアと加齢や障害のため弱くなったり，失ったりした口の機能（「噛む」「飲み込む」「話す」「笑う」などの口の動き）を改善，維持・向上するためのケアがある．

なぜ口腔ケアは必要なのか…？

成人の口腔内には，常に約500種類，数千億個の常在菌が歯の表面だけでなく，舌や口蓋などに存在するといわれている．健康な方・活動をしている方は唾液が分泌されることで，ある程度洗い流されている（自浄作用）．しかし，高齢者や何種類もの薬を内服している方はその副作用などで，また，口から食べることが困難な方（経管栄養の方）などは唾液の分泌が少なくなり自浄作用が働きにくくなるため細菌も繁殖していく．

これらの細菌は誤嚥性肺炎の原因菌となっているものも多いことがわかっており，そのままにしておくと，虫歯や歯周病などの口腔疾患だけでなく，誤嚥性肺炎などの全身疾患を引き起こすことにもなりかねない．

一方，加齢や様々な疾病・障害により口の周囲の筋肉などが弱くなったり，うまく動かなかったりすると機能を発揮できない．食べられなくなれば，栄養状態が悪くなり（低栄養），免疫力の低下，活動性の低下など全身の健康および生きる意欲に影響する．

「食べたい」「飲みたい」と思うものを，自分の口からおいしく食べること，家族や友人とおしゃべ

* Keiko MIZOKOSHI，〒131-0034 東京都墨田区堤通2-14-1 東京都リハビリテーション病院

りしたり，笑ったり歌ったり，時にはケンカもしたり（笑）…生活を楽しむことは口の機能が維持されているからできることである．

口腔ケアの目的

認知症の方にとっての口腔ケアの目的は，①口腔機能低下の予防，②口腔乾燥の予防，③低栄養の予防，④誤嚥性肺炎の予防にある．

自分の口から食べることができるということはからだの健康を考えると重要なことである．

「食べる口」を維持するには，口腔内を清潔に保ち潤っていること，舌や口唇・頬の動き，パワーや協調性が保たれていることが重要である．口から食べることが難しい方であっても感情表現を豊かに保ち，その人らしさを維持するためには口の機能は欠かせない．障害や疾病を持っていても最後までその人らしさのある生活を送るために口腔ケアがあると考える．

認知症の方の口腔ケアの難しさと対応のヒント

口腔ケアは必要なケア，大切なケアでありながら，嫌がる高齢者や要介護者もいる．特に認知症のある方はその周辺症状により自分で歯磨きを行わない，介助を嫌がるなどの傾向がみられる．口の周りや口腔内を触られるのが嫌なのか，口腔内に痛みがあるのか，歯磨きの行為自体が理解できなくて不安なのか，口腔ケアを受けたときに怖い思いや痛い思いをしたのかなど，なぜ口腔ケア・歯磨きを嫌がるのかを考えてみる．

1．歯磨きをするということがどんなことをするのかわからない

歯ブラシが何であるか，どのように使うのかわからないのに，目の前に歯ブラシが出され，口の中に入ってきたらびっくりして口を閉じてしまうかもしれない．歯ブラシをみせて，触ってもらいながらこれから口腔ケアを行うことを伝える．目線を合わせてなるべく優しい言葉を使う．実際に歯磨きしているところをみてもらったり，一緒に磨きましょうと声かけするのも良いかもしれない．

2．口の周り，口腔内を触られるが苦手

いきなり口腔内に歯ブラシや指を入れるのではなく，顔から遠いところ，手や腕，肩から触れていき（マッサージをするなど），髪の毛をとかしたり，顔を拭くなど少しずつ口の周りに触れていく．このとき，声かけをしながら行う．途中で嫌がる様子がみられたら，そこまでとし，できたことをお互いに喜ぶ．要介護者のペースに合わせながら，少しずつ慣れてもらうようにする．

3．口腔内に痛みがある

歯肉の腫れや歯の痛み，また口腔乾燥による不快感など状況を的確に伝えられず，我慢しているかもしれない．食事の様子も観察し，食事量や時間，食べ残しているものなど，いつもと違うようであれば，歯科医師・歯科衛生士に相談する．

4．過去に何か嫌な経験している

歯磨きをされる側からすると意外と痛さを感じるものである．歯ブラシの毛先を軟らかいものに変えたり，磨くときの力加減を確認する．歯ブラシは細かく振動させるように動かす．

5．反射的に口を閉じてしまう，歯ブラシを噛んでしまう

歯ブラシを口の中に入れようとしたときに，口唇をきつく閉じてしまい歯ブラシが入らなかったり，口の中に入れた歯ブラシを噛んでしまうことがある．そのときには，口唇や頬のマッサージ，ストレッチで緊張をほぐす．また，姿勢を安定させ全身の筋緊張を緩和させる．

口腔内を観察してみよう！

協力が得られる場合は口腔内を観察してみる．

口は入り口が狭く奥行のある器官である．そのため，奥は暗くてみえにくいこともあるためペンライトなどを使い，奥のほうの様子もしっかり観察してみる（図1）．

口を開けると歯と歯肉や舌，口と鼻腔を隔てている口蓋（上あご），発音を助けたり誤飲を防ぐ役割をもつ口蓋垂がみえる．上口唇を持ち上げると

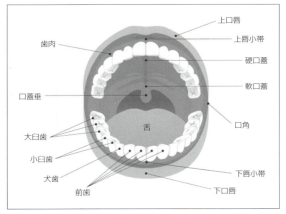

図 1. 口腔の名称

口唇と歯肉をつなぐ上唇小帯が，同様に下顎には下唇小帯がみえる．この部分はとても敏感なところで，指や歯ブラシなどの道具があたると痛みを生じるのでケアを行う際，注意が必要である．口唇と頬の内側で歯肉との境にある馬蹄形の空間を口腔前提という．口唇や頬の動きが弱い方，感覚の低下している方などは，この部分に食物残渣が多くみられる．観察する際は指で頬を内側から外へ広げて視野を広くする．

無理強いせずにできる範囲で行い，場合によっては歯科医師・歯科衛生士に相談する．

日常のケアの際のチェック項目は？

口腔内観察だけでなく，日常生活のなかでも観察してみる．

1．口 唇
1）乾燥していないか

特に口角のところが切れていたりすると，口を開けたときに痛みを生じる．痛みがあるので口を開けない，開けられないということにつながる．

2）口唇閉鎖できているか

鼻呼吸ができず口呼吸している方，口唇の力が弱く口唇が閉じない方などは口腔内に乾燥がみられる．また，食事のときの飲み込みにも影響する．

2．歯
1）表面に光沢あるか

歯磨きがきちんとできていると，プラーク（歯垢）が除去され歯の表面はつるつる光ってみえる．

2）根っこだけの状態の歯はないか

根だけ残っている歯（図2）は歯ブラシの毛先が

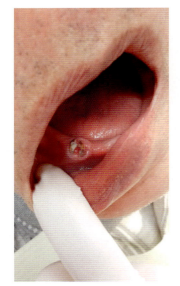

図 2. 残根状態の歯

あたりにくく，不衛生になりやすいので注意が必要である．また，感染を起こし歯肉が腫れることがある．

3）グラグラ動揺している歯はないか

歯周病が進行すると歯が動揺し，噛みにくい，噛めないなど食事に影響する．自然に脱落してしまうこともあり，誤飲・誤嚥の危険もある．

4）歯が欠けていたり，詰め物・かぶせ物が取れたままになっていないか

歯に鋭縁なところがあると舌がこすれて傷つき，痛みを生じることがある．

3．歯 肉
1）赤いところはないか

歯の根元の歯肉は磨けていないと，歯肉が赤みを帯びてくる．

2）歯を磨くと出血するところはないか

歯肉の炎症が進んでいる場合出血することがある．軟らかい毛先の歯ブラシでやさしく磨く．

4．舌
1）乾燥していないか

保湿剤を使用することがある（図3）．

2）舌苔はないか

唾液分泌が少ない，舌の動きが弱いと自浄作用が働きにくくなり舌苔が発生しやすくなる（図4）．

3）舌は前後左右に動かせるか

構音や食塊形成に関係する．

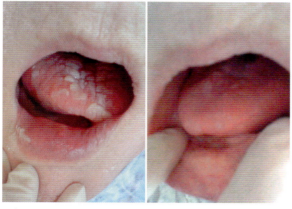

a | b　　　図 3.
　a：経管栄養で臥床時間が長い方の口腔内．
　　舌が乾燥している．
　b：保湿剤を使用してケアすると乾燥がやわらぐ．

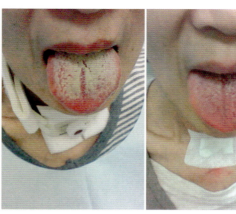

a | b　　　図 4.
　a：舌全体に舌苔がみられる．
　b：数日かけて除去していくと舌苔が減少する．

5．口　蓋
1）痂疲やネバネバ唾液が付いていないか
唾液の分泌が少ないなど，口腔内が乾燥しているとみられる．臥床時間が長い方，経管栄養の方などは特に注意する．
2）食物残渣はないか
舌の動きが弱いと口蓋部分に食物残渣がみられることがある．

6．頬
1）口腔前提部に食物残渣はないか
頬の感覚や力が弱いと溜まりやすくなる．
2）膨らませたり，へこませたりできるか
頬の訓練にもなる．ぶくぶくうがいのときに頬がしっかり動いているか，観察する．

7．義　歯
1）ヌルヌルしていないか
義歯の表面にもプラークが付着する．義歯がきれいに磨けているかの目安になる．義歯用ブラシなどを使用してヌルヌルが取れるまでこすり洗いをする（図5）．
2）欠けていたりヒビがはいっていないか
義歯の鋭縁部分が粘膜を傷つけたり，また，ヒビが入ったまま使用していると義歯破折につながる．義歯の洗浄の際に観察する．
3）はずれやすくなっていないか
唾液の分泌が少ないと義歯の吸着が弱いことがある．

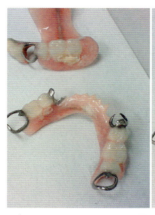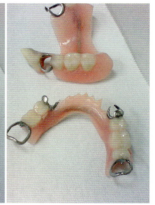

a | b　　　図 5.
　a：清掃不十分の義歯．義歯にもプラークや歯石が付く．
　b：清掃が十分された義歯

4）食物残渣が付いていないか
頬，舌の機能低下による場合がある．

口腔ケア用具と使い方

1．歯ブラシ
歯ブラシの毛の硬さは，ふつうから軟らかめのナイロン毛を使用する．歯肉が赤く腫れていたり，出血がある場合は特に軟らかい毛の歯ブラシを使う．

毛先は歯と歯肉の境にあて，軽い力で小刻みに動かし，歯ブラシにプラーク（汚れ）が付いたら適宜，コップの水などで洗いながら使う．

歯肉や口蓋，舌などを清掃できる粘膜用の歯ブラシもあり，歯が全くない方にも使える．

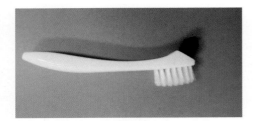

図 6. 義歯用ブラシ

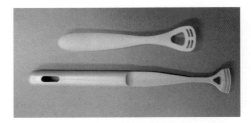

図 7. 舌ブラシ

歯ブラシは，長期間使用していると毛の部分が消耗し，プラークの除去率も下がってくるため1か月くらいで新しいものと交換する（1日2〜3回使用の場合）．

口腔内の唾液の貯留が顕著な方の場合，吸引機能が付いた歯ブラシが有効である．

2．スポンジブラシ

歯肉や頬の内側，口蓋，舌などの粘膜の清掃に使う．スポンジ部分を水で濡らし，水気を切ってから使う．口腔の奥から手前にスポンジブラシを回転させながら食物残渣や痰などを絡め取るようにして使う．食物残渣や，痰などが付いたらこまめにスポンジ部分をコップの水などで洗いながら使用する．また，口腔内が乾燥し保湿剤を塗るときや頬の内側をストレッチするときにも使用できる．

3．口腔ケア用ティッシュ

指に巻いて粘膜面を拭き取るように使う．口腔内乾燥がみられるときにはノンアルコールで保湿成分が入っているものが良いだろう．うがいができない方や歯が全くない方，また災害時など水が使えないときなどに便利である．

4．義歯用ブラシ（図6）

義歯専用のブラシである．毛はナイロンで硬め，毛の部分の面積が広く義歯の清掃に適している．一般の歯ブラシで清掃した場合，義歯の金具部分に使うとブラシの毛が折れたり，曲がったりする．その状態の歯ブラシで口の中を磨くと毛先が頬や歯肉にあたり，痛み・傷などにつながる．また，義歯用のブラシがケア用具の中にあると一目で義歯を使用していることがわかり，食後に忘れずに義歯を清掃することができる．

5．舌ブラシ（図7）

舌専用のブラシである．プラスチックだけでできているものから，舌の表面にあたるところが特殊な繊維やブラシでできているものなどの種類がある．基本的には舌の表面を奥から手前に軽く掻き出すように使う．舌苔を一度にすべて除去することはできない．何回かに分けて根気よく除去する．舌の表面や口腔内が乾燥しているときは，保湿剤などを塗布してやわらかくしてから除去する．

6．保湿剤

保湿剤にはジェルタイプ・スプレータイプ・リンスタイプがあり，口腔内が乾燥しているときに，ケア前後や就寝中・臥床中に塗布する．ジェルタイプはスプレータイプやリンスタイプに比べ粘膜の表面に留まっているため，ガビガビの痰の部分に付けてやわらかくしたり，就寝中や臥床中の口腔内に塗布する．塗布するときは指や歯ブラシ，スポンジブラシなどを使う．できれば，ノンアルコールのもののほうが保湿に適している．

7．カット綿，コットンガーゼ

用具の水分を取ったり，ケア中の口腔内の水分やうがいができない方の唾液の拭き取り用に使う（拭き取りだけでは誤嚥の危険性がある場合，吸引器を準備しておく）．

口腔ケアの手順

嫌がる場合は無理強いせずに，一旦手を止め本人の気持ちに共感する．体調や機嫌の良いときに声かけをしてみる．

1．準　備

ケア中にその場を離れることがないよう事前に必要な口腔ケア用具を揃えておく．

2．声かけ

口の中をみられるのは恥ずかしかったり，口の中に手を入れられるのは不安だったりするもので

ある．なんの説明もなく，いきなり口を触ろうとすると口腔ケアへの拒否が強くなってしまうこともある．声かけをすることで不安を取り除き，信頼を得ることが大切である．また，声をかけることにより覚醒を促し，誤嚥のリスクを少なくすることにつながる．

3．姿 勢

本人が洗面所で行うことができれば良いが，難しい場合は，どのくらいの介助が必要なのか，座位かベッド上か，その方の状態に合わせる．ベッド上で行う場合，なるべくギャッチアップし，膝の下や足底部にクッションやタオルを入れて，からだを安定させる．寝たきりの方は同じようにクッションやタオルを使い側臥位の体勢をとる．麻痺があるときは，麻痺側が上になるようにする．どの場合でも頭部を安定させ，顎が上がらないようにする．誤嚥を防ぐために姿勢を整え安静性を確保すること，口腔内の水分の処理を確実に行うことはしっかりおさえておく．

4．口腔内観察

口腔内に食物残渣がないか，痰の付着はないか，乾燥・腫れ・出血や痛みなどないかを確認する．

5．口腔ケア実施

義歯を入れている方は，義歯をはずす．そのあと，うがいができる方はぶくぶくうがいをする．口に入れる水の量，前傾の姿勢をとるなど誤嚥に注意する．次に，歯，粘膜（舌，口蓋を含む），をそれぞれの用具を使い清掃する．

ケアをするとき，用具を持たない手もケアに参加する．右手でケア用具を持ったら，左手の指で口唇や頬をよけて磨く部位がよくみえるようにする．また，ケアの途中で時々口を閉じてもらい小休止する．ずっと口を開けたままだと，疲れたり，呼吸が苦しくなったりする．表情を観察し，変化がないか気を付ける．

口唇の閉鎖ができない，頬の内側に食物残渣がある，舌苔がある，口腔内が乾燥している，発音がはっきりしないなどは，口の機能が低下しているため起きている．口唇・舌・頬の運動（嚥下体操）も併せて行う．

義歯は義歯用ブラシを使い流水下で磨く．義歯表面にはヌルヌルとしたプラークのかたまりが付いていて滑りやすいため水を張った洗面器などを用意し，義歯の破損や破折を防ぐ．このヌメリが取れるまで表も裏もしっかり磨く．歯磨き粉は，中に入っている研磨剤が義歯の表面に細かい傷をつくり，細菌を繁殖しやすくしてしまうため使用しない．また，金属の金具部分は強く握ってしまうと変形することがあるため，ピンク色のプラスチック部分や人工の歯を手のひらで持つようにする．

6．口腔内確認・片づけ

誤嚥につながる可能性があるため，最後に口腔内にうがいのときの水や唾液などが残っていないか確認する．

使用したカット綿やガーゼなどは感染性廃棄物をして処理し，歯ブラシなどの用具はよく洗浄して乾燥させる．姿勢をケアをする前の状態に戻し，次のケアにつながるよう気持ち良くあいさつして終了とする．

最後に

口腔ケアが気持ちの良いものだと感じてもらえると今後のケアにつながると思う．

声かけひとつでも，どんな言葉を使うのか，どんな言い回しをするか，声のトーンや話すスピードも考慮する．言葉だけでなく，身ぶり，手ぶりも加える．1人で頑張らずに協力者を増やす．

難しいことだが，焦らず根気よく続けることが重要である．

文 献

1) 藤本篤志ほか（編著）：5疾病の口腔ケア，pp.182-189，医歯薬出版，2013．
2) 日本障害者歯科学会編集：スペシャルニーズデンティストリー――障害者歯科――．医歯薬出版，2009．
3) 内田陽子（編著）：一般病棟の認知症患者「こんなときどうする？」，pp.94-110，照林社，2017．

医療・看護・介護で役立つ 嚥下治療エッセンスノート

好評書籍

完全側臥位などの手法を、イラストや写真で解説！

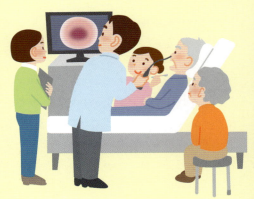

編著 **福村直毅** 社会医療法人健和会健和会病院，健和会総合リハビリテーションセンター長

A5判　全202頁　定価 3,300円＋税　2015年11月発行

嚥下障害治療に医師、看護・介護、歯科、言語聴覚士、栄養科など様々な視点からアプローチ！

超高齢社会を迎え、医療・看護・介護の現場で今後ますます必要とされる嚥下治療。本書は、嚥下障害の定義、咽頭・喉頭の構造、誤嚥のメカニズムなどの医学的な基礎を踏まえ、実際の検査や治療、日々のケアまで具体的に解説しました。食事介助、歯科診療、嚥下訓練、栄養管理など、各職種の専門性を活かしたチーム医療を進めるうえで知っておきたい知識も満載。
嚥下治療に関わるすべての方々のための実践書です。

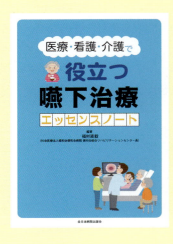

CONTENTS

Chapter 0　嚥下診断入門チャート
症状からおおよその原因と対策を導く

Chapter Ⅰ　疫学
1．嚥下障害の定義
2．肺炎
3．食物による窒息
4．低栄養
5．診療報酬・介護報酬

Chapter Ⅱ　解剖
1．咽頭・喉頭の立体構造
2．弁

Chapter Ⅲ　診断
1．誤嚥のメカニズム
2．治療方針の選択
3．食道
4．喉頭
5．咽頭
6．口腔
7．姿勢
8．頭頸部
9．嚥下機能評価手順「福村モデル」
10．認知機能
11．嚥下造影検査
12．嚥下内視鏡検査

Chapter Ⅳ　治療
1．栄養療法
2．呼吸理学療法
3．栄養ルートの選択
4．嚥下機能改善術
5．誤嚥防止術
6．薬物の影響

Chapter Ⅴ　チームとシステム
1．治療理念の統一
2．役割とチーム構成
3．職種と主な仕事
4．スクリーニング・アセスメント
5．急性期
6．回復期
7．生活期

Chapter Ⅵ　多職種からのアプローチ
1．接遇
2．介助の基礎
3．IOE法（間歇的口腔食道経管栄養法）
4．持続唾液誤嚥の軽減
5．嚥下関連トレーニングの基礎
6．間接的嚥下訓練の工夫
7．バルーン訓練
8．口腔ケア
9．咀嚼能力の判定
10．義歯管理
11．脳卒中リハビリテーション病棟での栄養管理

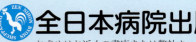

全日本病院出版会　〒113-0033　東京都文京区本郷3-16-4　Tel：03-5689-5989
http://www.zenniti.com　Fax：03-5689-8030

お求めはお近くの書店または弊社ホームページまで！

特集／認知症高齢者の摂食嚥下リハビリテーション

認知症高齢者の食べる喜びを支える看護の実際

山田律子*

Abstract 本稿では，認知症高齢者の食べる喜びを支えるためには，多職種協働が不可欠であることを前提として，そのなかでの看護の実際について記述する．
「食べない／食べられない」という摂食嚥下障害がみられる認知症高齢者の食支援では，まずは食事場面を観察して，本人にとっての「食べる喜び」を第一に考えて，摂食嚥下機能に影響を及ぼす環境，さらには暮らし全体の環境を調整することが必要である．この場合の「環境」とは，本人の食べる力に影響する身体・精神的健康，睡眠覚醒や排泄のリズムなどの「体内環境」と，摂食嚥下機能に適した，かつ見た目や味の美味しさに配慮した食事の提供，認知機能障害を踏まえた食事環境や社会的環境などの「体外環境」の両面である．食べる力が潜在化している認知症高齢者に対して，過剰な食事介助を日々繰り返すなかで，主体的に食べる喜びのみならず生きる気力までを奪わぬよう注意が必要である．

Key words 認知症高齢者(the elderly with dementia)，摂食嚥下障害(dysphagia)，看護(nursing)，体内環境(internal environment)，体外環境(external environment)

はじめに

認知症高齢者の食べる喜びを支えるためには，「多職種協働」が不可欠である．筆者自身も多職種の方々とともに実践・研究を繰り返すなかで，認知症高齢者の新たなケアが拓かれ，食べる喜びにつながったと思える多数の体験を積み重ねてきている．多職種協働によって認知症高齢者への最善の食支援を導くための鍵は，各専門職がそれぞれの専門性を高めるとともに，他職種の専門性についての理解を深め，互いに尊重し合える関係を築くことにあると考える．

本稿では，認知症高齢者の食べる喜びを支えるためには，多職種協働が不可欠であることを前提とする考え方のもと，そのなかでの看護の実際について記述する．

看護とは

国際看護協会(ICN)[1]は，「看護とは，あらゆる場であらゆる年代の個人および家族，集団，コミュニティを対象に，対象がどのような健康状態であっても，独自にまたは他と協働して行われるケアの総体である．看護には，健康増進および疾病予防，病気や障害を有する人々あるいは死に臨む人々のケアが含まれる．」と定義している．

看護の主要概念は，「人間」「健康」「環境」「看護」であり，これら4つの概念は，看護理論を構成する概念でもある[2)3)]．すなわち，「看護」は，「人々」が良好な「健康」状態を保ち，その人にとって望ましい"生活"を営むことができるよう「環境」を整えることにある．摂食嚥下障害をもつ認知症高齢者に対する看護で考えるならば，認知症高齢者が食生活の営みを健全に保つことができるように，

---

* Ritsuko YAMADA，〒 061-0293 北海道石狩郡当別町金沢1757　北海道医療大学看護福祉学部地域保健看護学講座(老年看護学部門)，教授

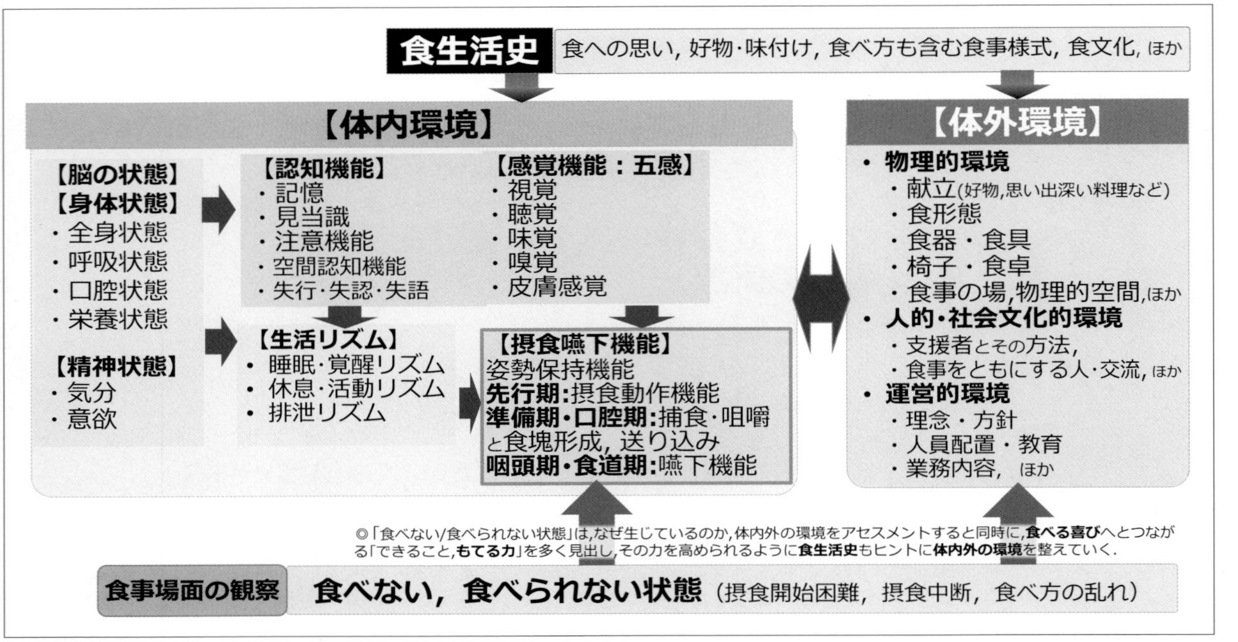

| 食生活史 | 食への思い，好物・味付け，食べ方も含む食事様式，食文化，ほか |

【体内環境】

【脳の状態】【身体状態】	【認知機能】	【感覚機能：五感】
・全身状態	・記憶	・視覚
・呼吸状態	・見当識	・聴覚
・口腔状態	・注意機能	・味覚
・栄養状態	・空間認知機能	・嗅覚
【精神状態】	・失行・失認・失語	・皮膚感覚
・気分		
・意欲		

【生活リズム】
・睡眠・覚醒リズム
・休息・活動リズム
・排泄リズム

【摂食嚥下機能】
姿勢保持機能
先行期:摂食動作機能
準備期・口腔期:捕食・咀嚼と食塊形成，送り込み
咽頭期・食道期:嚥下機能

【体外環境】
・物理的環境
　・献立(好物,思い出深い料理など)
　・食形態
　・食器・食具
　・椅子・食卓
　・食事の場,物理的空間,ほか
・人的・社会文化的環境
　・支援者とその方法,
　・食事をともにする人・交流,ほか
・運営的環境
　・理念・方針
　・人員配置・教育
　・業務内容,ほか

◎「食べない/食べられない状態」は，なぜ生じているのか，体内外の環境をアセスメントすると同時に，**食べる喜び**へとつながる**できること**，**もてる力**を多く見出し，その力を高められるように**食生活史**もヒントに**体内外の環境**を整えていく．

| 食事場面の観察 | 食べない，食べられない状態 (摂食開始困難，摂食中断，食べ方の乱れ) |

図 1．摂食嚥下障害がある認知症高齢者への看護アセスメントの視点

彼らを取り巻くすべての「環境」を整えることにある．

ナイチンゲールは1860年という150年以上も前の時代に，「毎年何千人という患者が，食物が豊富にありながら，いわば餓死させられている．それは患者が食物をとれるようにする方法について注意の向け方が不足しているからである」と指摘している[4]．この言葉を常に心に留め置きながら，個々人にとっての豊かな食事となるように多職種で「環境」を整えていきたいものである．

摂食嚥下障害のある認知症高齢者のアセスメントとケア―看護の立場から―

看護の「看」は「手をかざしてよく目で看ること」であり，それ故に自分の目でしっかりと観察することが必要である．そして，根拠に基づく実践により体内外の環境を整え，その人が望む生活を営めるように支援することが重要である．看護基礎教育では，このことを繰り返し学ぶ．

摂食嚥下障害のある認知症高齢者へのアセスメントにおいても，まずは食事場面を観察する．そして，「食べない/食べられない」状態があるとすれば，それはなぜ生じているのかをアセスメントすると同時に，食べる喜びへとつながる多くの「できること，もてる力」を見出せるように，図1に示すような視点から体内外の環境をアセスメントする．そして，本人のもつ力を高められるように，食生活史をヒントにしながら「環境」を整えていく．

アセスメントにあたっては，摂食嚥下過程の5期モデル[5]の「先行期」から「食道期」に至るまでの摂食嚥下機能の評価を基に，それぞれに影響を及ぼす身体・精神状態，認知機能，感覚機能，生活リズムなどの「体内環境」は整っているか，また，豊かな食事をサポートする物理的環境，人的・社会文化的環境，施設の場合には運営的環境も含めた「体外環境」は整っているのか，詳細にアセスメントを行う．

特に，摂食嚥下機能は加齢や認知症による影響を受けるため，摂食嚥下障害をもたらす加齢変化や認知症の病態に関する知識が不可欠となる．

1．摂食嚥下機能の加齢変化に関するアセスメントとケア

「先行期」では，食べる行為にも直結する感覚機能の加齢変化のアセスメントは欠かせない．視覚に関しては，視力や視野，色覚などの加齢変化がある．例えば色覚の低下によって，白い食器に白いご飯が盛られていると食べ残しがあったり，黒

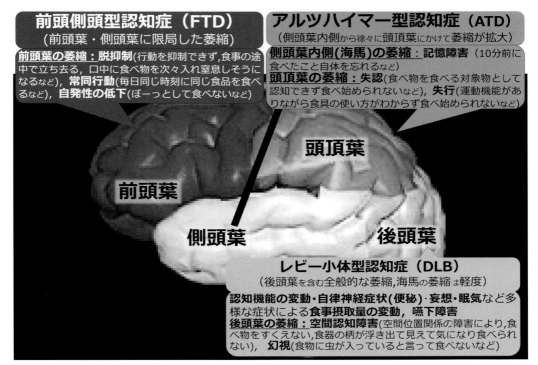

図 2. 認知症の原因疾患別にみた脳の萎縮部位と摂食嚥下障害例

いお膳の上に黒い塗り箸が置かれていると箸がみつけられずに食べ始められないことがある[6]．一方，食器は食品の美味しさを引き立てる効果があることから，見た目の美味しさにも配慮して，食品と食器の色のコントラストや盛りつけの工夫などの「体外環境」を整える．また香りや味わい（風味）など，美味しく食べるために必要な嗅覚は，加齢に伴い閾値が上昇する．このため，例えば鼻が詰まっている場合には，まずは鼻をかんだのちに食べることで美味しく感じられるように，「体内環境」を整える．

「準備期」・「口腔期」では，加齢に伴う歯の欠損，臼歯部の噛み合わせ数（咬合支持の状態）の減少，唾液分泌量の減少，舌圧（舌の力）の低下を含む神経筋機能の低下などによって，食塊形成や咽頭への食塊の送り込みなどの咀嚼嚥下機能が低下する[7]．これらによって食事時間が延長する．

「咽頭期」では，加齢に伴う喉頭の下垂により誤嚥のリスクが増加する．このため，食形態や姿勢などの「体外環境」の整えることや，シャキア法[8]や嚥下体操[9]などによる嚥下関連筋群を強化するリハビリテーションも取り入れながら，「体内環境」を整えていく．

2．認知症がもたらす摂食嚥下障害のアセスメントとケア

認知症は脳の器質的病変によって生じるために，「先行期」を中心とした多様な要因によって，食べられない状態をもたらす[10]．認知症の原因疾患によって脳の障害部位が異なるために，摂食嚥下障害にも差異が生じる（図2）．さらに，認知症によっては運動機能障害をもたらすために，摂食嚥下過程の5期すべてに支障をきたしていることもある．例えば，レビー小体認知症では，錐体外路にかかわる神経伝達物質であるドーパミンの分泌が低下するために，反射やバランスの調整などの不随意運動に支障をきたす運動症状（錐体外路症状）が生じ，スムースに身体を動かすことが難しくなる．このため，「先行期」では摂食動作に支障をきたす．また，認知機能の変動や幻視・妄想などの多様な症状によって食事摂取量の変動をきたすことがある[11]．さらに「準備期」・「口腔期」では，舌が萎縮して食塊形成や咽頭への送り込みがうまくできずに口腔内に食物を溜め込んでいたり，「咽頭期」の障害によって誤嚥しやすく，食物

の咽頭残留を認めることもあり，体内外の両面からの環境調整が必要になる．

認知症高齢者の食べる喜びを支える環境調整のポイント

1．本人が「食べたい」と思える環境づくり

認知症高齢者本人が「食べたい」と思えることが重要である．注意力の維持には，対象物への情動的影響もある．認知症によって注意障害を生じるため，その人の好物など，情動に響く環境を用意する．また，食生活史をヒントにしたり，食事中の観察から口への運びが良い食品や料理などを見出して，想像力を巧みに働かせて現在と過去をつなぎ，彼らが「食べたい」と思える環境を創造して提供することが大切である[12]．

認知症によって，気分が変動しやすくなる．幻視や妄想，不安などから抑うつ的な気分のときには食べられないこともある．一方で，食事の前に化粧やおしゃれをして，周囲から「綺麗ですね」などほめられて晴れやかな楽しい気分になっていると，その延長で食べる意欲も高まることがある．食事は，排泄などの他の生活行為との連続上に，位置づく暮らしでもある．それゆえに，暮らし全体を捉えて食事前からの環境を調整することが必要である．

2．食事に専心するための環境刺激の調整

注意障害を伴う中等度・重度認知症の高齢者の場合，人の往来などの事物の動きや雑音などの環境内の過剰な刺激によって，食事への注意を維持することが難しくなるために摂食が中断されることがある[13]．このようなときの認知症高齢者の視線の先を追うと，中断の原因となった環境内の刺激が特定できることが多い[14]．食べることに支障をきたす過剰な刺激を取り除くとともに，食事の場や座る位置などを工夫する．例えば，食堂が廊下で囲まれている場合にはブラインドなどで目隠しをしたり，座る位置や向きを変えることが有効なこともある．

一方，認知症の人にとって食事につながる知覚刺激を奪わないように留意する．例えば，食欲をそそる香り立つにおいや，美味しさを引き立てる鮮やかな彩りの食事，仲間が美味しそうに食べる姿など，認知症高齢者の五感に届くような環境内の刺激を有効に活用する．

認知症の人がぼんやりとみつめているときがある．それは，あまりに多くの刺激にさらされるために適応できずに困惑している場合と，主体的に生きようとする力が奪われかけている場合がある．認知症高齢者にとってストレスとなる刺激の制御と，いきいきと暮らすための主体的な活動や役割，日々の生活行為における自己決定への支援など，食事のみならず毎日の暮らしのあり方を見直すことが必要である．

3．主体的に食べる喜びを高め，食べる力を引き出す食事介助法

認知症高齢者の食べる喜びを高め，食べる力を引き出すために，食事介助は必要最小限にとどめることが良い．図3に，先行期障害のある認知症高齢者への食事介助のステップを示す．

まずは認知症高齢者が自分で食べることを待つ（ステップ1）．このときには本人が遠慮している場合もあるため，「どうぞ召し上がってください」と勧めるだけで食べ始めることもある．主体的に摂食を開始できない場合には，次に美味しそうな盛り付けや彩りの工夫，手で食べ物を示しながら注意を食事にもっていくなど，セッティングを工夫する（ステップ2）．支援のポイントは，いかにセッティングを工夫して主体的な食べる力を引き出すかにある．「失行」のため摂食開始が難しい場合には，箸と食器を渡して食べる動作の構えを作ることができるよう支援する．それでも食べ始めることが難しい場合には，本人の手に介助者の手を添えて食べる動作をアシストするなど，段階的に介助を加える（ステップ3～5）．目の前にある食物をみただけでは食べる対象物と認知することが難しいときは，一口食べることによって味覚や咀嚼などの刺激を受けて，食べ物として認知することができる場合がある．ステップ3～5のアシス

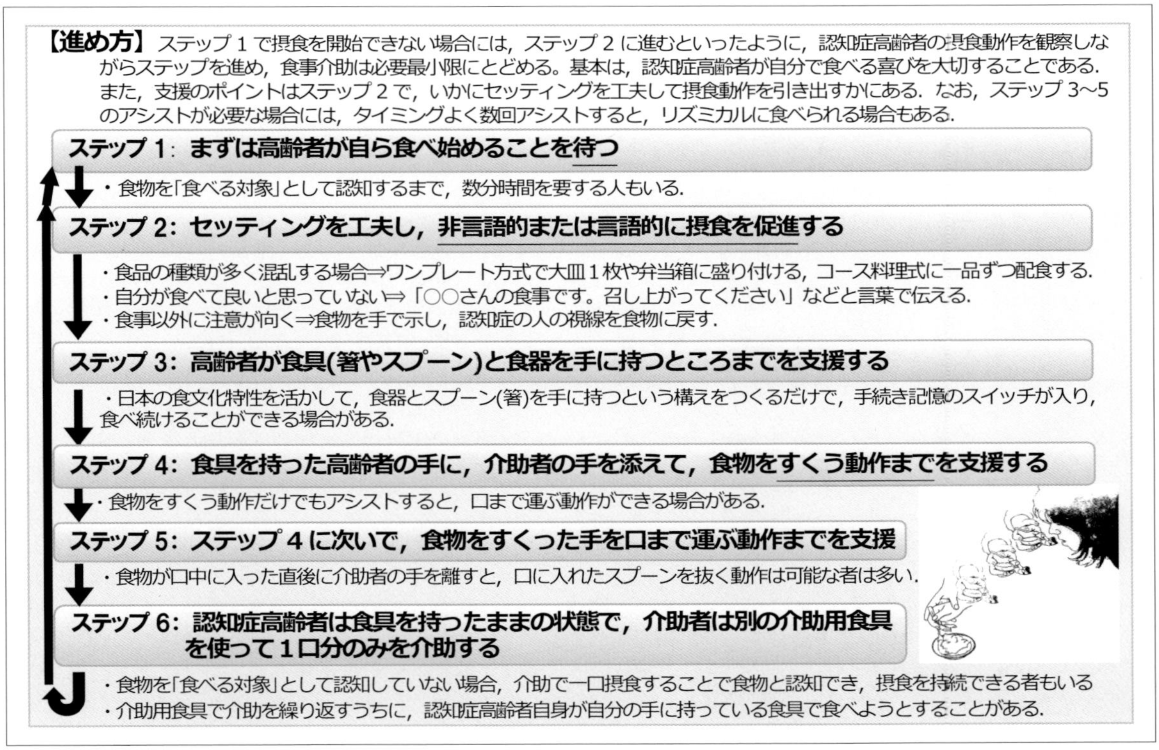

【進め方】ステップ1で摂食を開始できない場合には，ステップ2に進むといったように，認知症高齢者の摂食動作を観察しながらステップを進め，食事介助は必要最小限にとどめる．基本は，認知症高齢者が自分で食べる喜びを大切することである．また，支援のポイントはステップ2で，いかにセッティングを工夫して摂食動作を引き出すかにある．なお，ステップ3〜5のアシストが必要な場合には，タイミングよく数回アシストすると，リズミカルに食べられる場合もある．

ステップ1：まずは高齢者が自ら食べ始めることを待つ
・食物を「食べる対象」として認知するまで，数分時間を要する人もいる．

ステップ2：セッティングを工夫し，非言語的または言語的に摂食を促進する
・食品の種類が多く混乱する場合⇒ワンプレート方式で大皿1枚や弁当箱に盛り付ける，コース料理式に一品ずつ配食する．
・自分が食べて良いと思っていない⇒「〇〇さんの食事です．召し上がってください」などと言葉で伝える．
・食事以外に注意が向く⇒食物を手で示し，認知症の人の視線を食物に戻す．

ステップ3：高齢者が食具（箸やスプーン）と食器を手に持つところまでを支援する
・日本の食文化特性を活かして，食器とスプーン（箸）を手に持つという構えをつくるだけで，手続き記憶のスイッチが入り，食べ続けることができる場合がある．

ステップ4：食具を持った高齢者の手に，介助者の手を添えて，食物をすくう動作までを支援する
・食物をすくう動作だけでもアシストすると，口まで運ぶ動作ができる場合がある．

ステップ5：ステップ4に次いで，食物をすくった手を口まで運ぶ動作までを支援
・食物が口中に入った直後に介助者の手を離すと，口に入れたスプーンを抜く動作は可能な者は多い．

ステップ6：認知症高齢者は食具を持ったままの状態で，介助者は別の介助用食具を使って1口分のみを介助する
・食物を「食べる対象」として認知していない場合，介助で一口摂食することで食物と認知でき，摂食を持続できる者もいる
・介助用食具で介助を繰り返すうちに，認知症高齢者自身が自分の手に持っている食具で食べようとすることがある．

図3．先行期障害のある認知症高齢者への食事介助のステップ

トが必要な場合で，1回のアシストだけでは手が止まってしまう場合には，リズミカルに食べられるようになるまで数回アシストすると，食事時間も長くなり過ぎず，疲労軽減と誤嚥予防にもつながることがある．認知症が重度となり，摂食動作が難しい場合には介助用の食具を使用する．もしも本人が食具を握る力があれば，本人にも持ってもらう．何度か介助しているうちに，本人自ら握っていた箸で食材を串刺して食べることもある．食べる力がある時期で介助によって摂食する日々を繰り返すなかで，認知症高齢者の食べる意欲や主体性を奪わぬよう注意する必要がある．

4．食べやすさに配慮した環境づくり

照明の位置や明るさ，食卓の高さ，食事を置く位置，食器と食材とのコントラストなど，個々人に適した環境が整っていないために，また食器の中の食品がみえずに食べ残している場合がある．また不自然な姿勢は，摂食動作を繰り返すうちに疲労感をもたらし，摂食中断の原因にもなる．照明の色合いや照度と座る位置，食べこぼしの少ない食卓と体幹との距離の調整，姿勢の崩れを防ぐ椅子やクッションと姿勢の調整，使い慣れた食器や自助具の活用など，認知症高齢者にとって食べやすい環境づくりに配慮する必要がある．

5．食事摂取量に変動がある場合の環境の見直しと調整

認知症高齢者のなかには，食べたり食べなかったりと，食事摂取量に変動がみられる場合がある．例えば，朝食は自発的に食べていても，夕食は自分では食べないことがある．このような場合には，背後に隠されている要因にも注意する．

高齢者では疾患の典型的な症状が出現しないことが多く，食欲の低下が疾患の早期発見の鍵になるときがある．また，食べなくなる前の出来事に着目すると，面会に来ていた家族が帰った淋しさや，他者の否定的言動による精神的苦痛や，便秘による腹痛，タイトな機能訓練のスケジュールによる身体的疲労などが影響している場合もある．レビー小体型認知症の高齢者では前述したような多様な症状がもたらされるため，服薬時間や種類の調整が必要な場合もある．特に言語による伝達が難しい重度の認知症高齢者では，彼らの発する

サインを見逃さず,その意味を読解し,速やかに対応していくことが求められる.

6. 社会文化的環境づくり―食卓を囲む仲間の重要性

食事は社会文化的交流の場でもある.かつて宴会好きだった認知症高齢者では,居酒屋などの楽しい雰囲気が当時の自分を呼び覚まし,食が進むことがある.

病院や施設の食堂で食卓を囲む場合には,平素からの人間関係にも配慮して,一緒に楽しく食べることができる仲間と同席できるような社会的環境づくりにも配慮したい.仲間の食べる姿に誘発されて,食べ始める場合もある.なお,社会的環境づくりでは,仲間の食事のペースや食卓を囲む人数にも気をつけたい.食事のペースが異なると,早く食べ終わる人に影響されて,摂食を中断して一緒に立ち去る認知症高齢者もいる.人数は4～5人の少人数が望ましく,なじみの関係ができやすい[15].いつもの場所で,なじみの顔がそろうことで食事の時間という見当識を助けることにもつながる.このような食の社会文化的意味を考慮しながら環境を整えていくことが有効である.

文献

1) ICN, 日本看護協会国際部(訳):看護の定義. 2002.〔https://www.nurse.or.jp/nursing/international/icn/document/definition/index.html〕
2) 筒井真優美(編著):1. 理論とは.看護理論(改訂第2版)―看護理論20の理解と実践への応用―, pp. 2-8, 南江堂, 2015.
3) 筒井真優美(編著):第1章看護学・看護科学の発展.看護理論家の業績と理論評価, pp. 2-25, 医学書院, 2015.
4) Nightingale F:VI. Taking Food. Notes on Nursing, Gendaisha Publishing Co, p. 61, 1860.(F. ナイチンゲール(著)・湯槇ますほか(訳):6. 食事.看護覚え書.第4版, 現代社, p. 101. 1983.)
5) Leopold NA, Kagel MC:Swallowing, ingestion and dysphagia:a reappraisal. *Arch Phys Med Rehabil*, **64**(8):371-373, 1983.
6) 山田律子:認知症の人の食事支援BOOK―食べる力を発揮できる環境づくり.中央法規, 2013.
7) 羽飼富士男ほか:加齢性変化と摂食・嚥下障害のリハビリテーション.老年精医誌, **20**(12):1363-1369, 2009.
8) Shaker R, et al:Augmentation of deglutitive upper esophageal sphincter opening in the elderly by exercise, *Am J Physiol*, **272**:G1518-G1522, 1997.
9) 聖隷嚥下チーム:嚥下障害ポケットマニュアル, 第3版, 医歯薬出版, p. 292, 2011.
10) 山田律子ほか:アルツハイマー型痴呆の重症度別にみた摂食困難アセスメント表の作成とその妥当性の検討 大和證券ヘルス財団の助成による研究業績集第23集, pp. 1-6, 1999.
11) Nagase A, et al:Factors causing fluctuations in dietary intake among the elderly with dementia with Lewy Bodies. The 9th ASAD, 2015.
12) 山田律子:痴呆高齢者の摂食困難の評価とケアに関する研究の動向と課題.看研, **35**(5):407-421, 2002.
13) Durnbaugh T, et al:Assessing problem feeding behaviors in mid-stage Alzheimer's disease. *Geriatr Nurs*, **17**, 63-67, 1996.
14) 山田律子:痴呆高齢者の摂食困難の改善に向けた環境アレンジメントによる効果.老年看, **7**(2):57-69, 2003.
15) Melin L, Götestam KG:The effects of rearranging ward routines on communication and eating behaviors of psychogeriatric patients. *J Appl Behav Anal*, **14**, 47-51. 1981.

特集／認知症高齢者の摂食嚥下リハビリテーション

ユマニチュードの技術に基づいた食事援助について
―認知症高齢者へのアプローチを考える―

安藤夏子*

Abstract 人の食事は，ただ栄養を満たすだけではなく，状況や感情に伴い左右され，人間関係あってこそ成立するものである．だが，入院するとこのような人の食事の特性から切り離された状況に置かれやすい．認知症の人は，その状況に上手く適応することや，我々が行う食事援助の意図を理解することができずに，それが「食べられない」状態を生み出すことにつながる．ユマニチュードは，ケアを必要とするすべての人に向けたコミュニケーションの哲学であり，その哲学を実現させるための技法である．「見る」「話す」「触れる」「立つ」の4つの基本の柱を，プロセスを用いたアプローチ法で相手に届けることによって，相手と人間関係を築いていくことを目指すことができる．その相互の人間関係を築くことこそが，認知症の人への食事援助につながる大きな強みとなる．

Key words ユマニチュード（Humanitude®），認知症（dementia），高齢者（elderly person），食事介助（meal assistance），摂食（ingestion）

はじめに

「お腹空いたな，今日は何を食べよう」そう考える瞬間は，筆者にとって幸せな時間である．生き物にとって，食べることは生命活動の一環である．けれども，人にとっての食事は生きるためだけではない．どこで食べるか，誰と食べるか，何を食べるか，どう食べるかといったことが大きく影響を及ぼす．

5歳の我が子が普段ならたくさん食べる大好物をほとんど食べなかったことがあった．その日は，体調不良で食べることも言葉を交わすこともままならない筆者が，ただ横に座って見ていただけの日だった．ひとり静かな食事が味気なかったのか「もういらない」とすぐに食べなくなった．

筆者が看護師として十数年行ってきた食事援助はこれに近い．それは，食事を与える人と与えられる人という一方通行の関係性のうえに成り立っていた．食事援助が必要な相手に対して「ごはんです」と配膳した．自分が一緒に食べることはない．座ることさえしないこともあった．食事形態によっては，これは何だろう？と疑問に思う物でさえ「おいしいよ」と口へ運んだ．そして「はい，どうぞ」「口開けてください」など，時々発する言葉は指示的なものだった．食事が進まない人は少なくなかったが，それは本人の問題と捉えていた．特に認知症の方の場合は然りである．

だが，ユマニチュードを学び，筆者の食事援助の方法は一変した．変わったのは「考え方」とそれに基づく「技術」である．人の食事はただ栄養を満たすだけではなく，状況や感情に伴い左右されるものである．さらに，その人の歴史も刻まれている．嗜好だけでなく，生まれ育った環境により文化的な背景をもち，特有の習慣もある．だが入院すると，このような「人の食事の特性」から切り離される状況に置かれやすい．正常な認知機能を持

---

* Natsuko ANDO，〒182-0026 東京都調布市小島町 2-32-17 調布東山病院ユマニチュード推進室，科長

ち合わせた方であれば，場に適応して食べる努力もできる．しかし，認知症の状態になると，周囲の状況理解が困難になり，環境に適応しにくくなる．その状況では，相手に我々の意図を理解してもらうことができず，コミュニケーションが一方通行になりやすい．そして「食べられない」状況を生み出していく．ユマニチュードの技術を用いたアプローチによって，食べなかった人が食べる，介助が必要だった人が自らスプーンを持って食べ始めるという経験をしてきた．この変化は，コミュニケーションを通じて相互の人間関係が生まれたことによる変化であり，周囲の状況理解を認知面だけではなく感情面からも支援できると実感している．このことから，人間関係あってこそ成立するのが人の食事であり，その特性を考慮した援助を目指すために相手と人間関係を築くことが必要であると考える．

ユマニチュードの概念

ユマニチュード（Humanitude®）とは，フランス発祥のケアメソッドで，イヴ・ジネスト（Yves Gineste）とロゼット・マレスコッティ（Rosette Marescotti）が考案した，ケアを必要とするすべての人に向けたコミュニケーションの哲学であり，その哲学を実現させるための技法である．その技法は，ケアの対象となる相手に「あなたを大切に思っています」という良いメッセージを相手が理解できる方法で伝えることによって「自分は尊重されている」と感じることができるものである[1)2)]．具体的には，「見る」「話す」「触れる」「立つ」という人間の持つ特性に働きかけるための「4つの柱」と，「5つのステップ」というコミュニケーションプロセスがある．

脳に働きかける技術であるということ

ユマニチュードのケアが効果的であることは体験を通して実感しているが，ユマニチュードに限らず認知症ケアは客観的な評価が難しい．ユマニチュードの技術がなぜ効果的であるのか，竹林ら は[3)]ユマニチュードのケアを情報学の観点から評価する研究を進めており，「優しいコミュニケーション」を処方する効果を脳内情報処理的に，次のように述べている．「目，耳，皮膚など感覚受容器からの刺激情報は，視床に運ばれ，扁桃体に送られてポジティブな感情を引き起こす．少し遅れて大脳新皮質に送られると"優しい音声言語"の内容を理解し，共感，幸福感，相互信頼感など高次の意識の感情が生まれる．」

ケアをする人の行為は，感覚を通して相手の感情に直接作用する．同様に，我々が相手から受け取る感覚もまた，ケアする我々の感情に作用する．良いケアはお互いに良いメッセージを伝えあう．ゆえに，ユマニチュードの技術は相互の人間関係を築くものになる．

では，人間関係の構築を目指したユマニチュードの観点から食事の場面に焦点を当てて，そのアプローチ方法について考えてみたい．

4つの柱で「あなたのことを大切に思っている」と伝える

相手と良い人間関係を築く際に，人が発する言語・非言語のメッセージには，その表現方法を通して相手に伝えている感情がある．ユマニチュードでは，「あなたのことを大切に思っている」という良いメッセージを伝えるために「見る」「話す」「触れる」「立つ」，これら4つをコミュニケーションの柱とし，相手と関係を築く際の原則として用いる[2)]．

1．見る

認知機能が低下すると認識できる視野の範囲が狭まることがある．これは視覚機能の問題ではなく，脳における処理可能な情報量の問題であると考えられている．そして，本人が認識していない状況でケアをしようとすると「見えない」だけでなく同時に「聞こえない」ということがある．ユマニチュードでは，この状態を「人間関係上の視覚障害，聴覚障害」と呼ぶ[1)]．そうなると「食事ですよ」と突然口元にスプーンなどを当てる行為は，相手

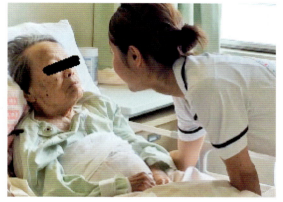

図 1. アイコンタクトの仕方
正面から水平に近く長く相手を見る.

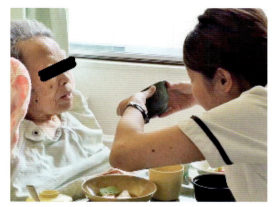

図 2. 食事の認識方法
2 人の目線の間に食事を見せる.

を驚かせ,払いのけたり閉口したりと,まるで食事を拒否しているような反応を示すことがある.だが,それは食事を拒否しているのではなく,そのアプローチの方法に拒否反応を示しているだけに過ぎないことも多い.

コミュニケーションの最初にはアイコンタクトがある.ユマニチュードでは「正面から水平に近く長く相手を見る」という,相手に良い感情を届けるための技術的な特徴がある.正面からアプローチすることで認識してもらいやすくなる.この正面とは体の位置ではなく,顔,黒目のことを示す.そして,同じ目の高さで,時間をかけて見つめる.その距離は認知機能により差があるが,ときに 20 cm 程度まで近づく必要がある相手もいる[1](図1).まずは,ケアする人の存在に気付いてもらってから食事を認識してもらうことに移る.結んだアイコンタクトの間に,スプーンや食器などを相手に見せることで食事を認識してもらい口元に運ぶという方法をとる(図2).こうすることで,相手を驚かさずに食事を始めていくことができる.

2. 話 す

友人や家族,恋人との楽しい食事の場面では,往々にして会話が弾むものである.相手がいるのにもかかわらず無言になる食事は味気ない.しかし,食事介助の場面では,私たちは言葉を失いがちになる.相手が何も話さない,会話がかみあわないなど,人間関係を築きにくくなるほど言葉は失われていく.そして,「ごはんです.飲み込んでください.」など,食事の内容と指示だけの言葉になってしまうことも多い.また,難聴の人には耳元で声を張り上げることもあったりする.このような方法では,相手に良いメッセージは伝わらない.

ユマニチュードでは相手に「話す」ときは,穏やかに,低めのトーンで,抑揚をつけて,途切れなく話す.内容は,例えば「味がよく染みていますね.彩りも綺麗」など美味しく感じるようなポジティブな言葉を選ぶ.食事を食べない認知症高齢者の方に「食べてください」ではなく「一緒に食べましょう」と伝えると,「嬉しい」と自分でベッドから起き上がり,筆者が一口食べるとその姿をみて食べ始め「美味しいね」と完食してくれたこともあった.ときには,反応が乏しく,言語でのコミュニケーションが難しい場合もある.その際には,自分の手の動きに言葉を乗せて実況するように話す「オートフィードバック」という技術がある[1].そのようにして,食事の時間を嬉しい,楽しいと思ってもらえるような「話す」技術を用いる.

3. 触れる

食事介助の場面で,私たちが触れるのは顔や口,そして箸やスプーンを持つ手であることが多いが,原則として顔や手にいきなり触れることはしない.なぜなら,体と脳はつながっており,体に触れるということはある意味,相手の脳に触れることといえる.顔や手は様々な神経が集中しており非常に知覚が敏感な部位であり,相手を驚かせやすい[1].それだけで拒否反応を示し,食事を受

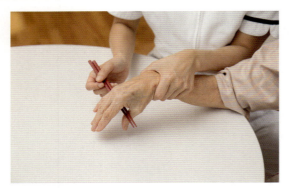

図 3. 良くない触れ方
つかんで持ち上げるような触れ方.

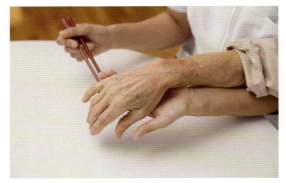

図 4. 良い触れ方
広い面積で下から支える触れ方.

け付けなくなる方もいる．相手に触れるときには段階を踏む必要がある．具体的には，さほど敏感ではない腕や肩や背中からアプローチする．また，お箸を持たせるなど相手の体の部位を動かす際には，決して親指をつかって鷲掴みにしない（図3）．ユマニチュードのケアには「相手のもつ能力を奪わない」という定義がある[2]．掴む行為は，強制力を伴う支配的な触れ方であり，本人の能力をも奪うものになってしまう．掴まずに，手のひらや腕全体で下から支えるように触れる（図4）．力を使う必要は一切なく，相手に良いメッセージを伝える「広い面積でゆっくり穏やかな触れ方」を行う．

4. 立 つ

寝たきりにしないという概念である．立って歩くことを尊重することは，人らしく生きていくために必要なことであり，さらには全身の機能回復，機能維持のためにも重要である．入院すると懸命に治療に励む一方で，"動かすことはリハビリテーション（以下，リハ）チームの仕事である"かのように，リハ以外の時間を臥床した状態にしていることが多い．立位は骨や筋肉，呼吸器，循環器，消化器，神経系など全身に影響を与え，食事の動作のために必要な能力，嚥下機能，認知機能を保つことにもつながっていく．ユマニチュードの定義において，ケアをする人とは「まずは，相手の健康を回復させること」を目指す人である[1]．"リハで歩けばいい"ではなく，日々の生活のなかに，いかに立位援助を組み込んでいけるかをリハチームと協働して考えていくことが重要である．そしてユマニチュードには，その人に合った立位援助

を支援するための具体的な技術がある．

5つのステップは相手と人間関係を築くための手順である

我々が臨床の場面で相手と出会うときのことを考えてみたい．前触れもなく本人のところに訪室し，何をしにきたのか自分の目的を伝え，目的を果たしたら「おつかれさまでした」と去っていく．これを日常生活に置き換えてみると非常に不自然なことに気が付く．いきなり誰かが家のドアを開け近づいてきて「ごはんを食べましょう」と提案し，自分の都合で帰っていったらどうか．通常なら不審者といえるだろう．だが，ケアの場面になると，このアプローチをしていることが実は多い．これを状況理解が困難な認知症の人に対して行うと，我々を攻撃者のように感じ，受け入れてもらえなくなることは容易に想像できる．ユマニチュードでは前述した4つの柱を使って相手と関係を築く際には，ケア全体をひとつのシークエンスで行う．これを「5つのステップ」と呼び，① 出会いの準備，② ケアの準備，③ 知覚の連結，④ 感情の固定，⑤ 再会の約束としている．

このステップを「経口摂取回復」のアプローチとして本田[2]が示したものが図5になる．

1. 出会いの準備

いきなりドアやカーテンを開けて近づくことは相手を驚かせる．ノックを利用した相手と出会うための準備を行う．このノックの音は，単なるマナーではなく，誰かが来たと感じ，脳がその準備をする音なのである[1]．毎回行うことによって相

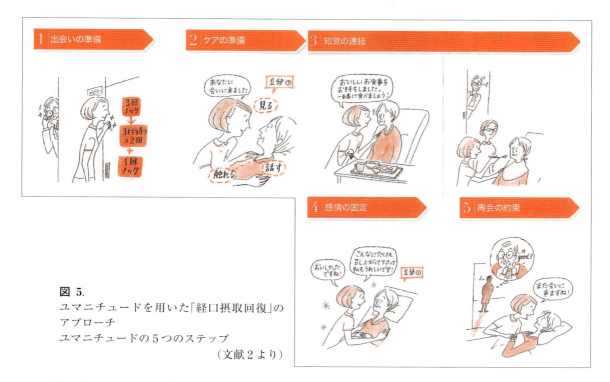

図 5.
ユマニチュードを用いた「経口摂取回復」の
アプローチ
ユマニチュードの5つのステップ

(文献2より)

手の覚醒水準を高めていく効果もある．具体的には"3回ノック，3秒待つ，3回ノック，3秒待つ，1回ノック"を行う．返事を待つことにより入室許可を相手に求め，相手の意思を尊重した出会い方となる．部屋の扉でノックし，返事などの反応がなければ訪室後，足元のベッドボードや，座っていれば椅子のひじ掛けなどをノックする．

2．ケアの準備

まずは相手と人間関係を築くための時間をつくる．そのために自分の訪室目的（この場面では食事）を最初に伝えることせず，「見る」「話す」「触れる」の技術を用いながら，「あなたに会いに来た」という良いメッセージを伝える．この所要時間はおおむね1分程度である．その後，食事の話に移るが，「食べたくない」などの拒否があれば3分以上時間をかけない．無理強いをすることは，このとき食べてくれないだけでなく，その後の食事にも影響を及ぼしやすい．時間を置いて再度アプローチする方法をとる．

3．知覚の連結

相手と関係を築いたあとに，実際のケア（食事の場面）を始める．

一緒に過ごす時間を心地良いと相手に感じてもらえるよう「見る」「話す」「触れる」の基本技術を，少なくとも2つ以上同時に使う．このときメッセージには調和を持たせることが大切であり，「美味しいですね」と笑顔で話しかけながら，お箸を持たせる手を掴むなど届けるメッセージが矛盾しないようにする．

4．感情の固定

認知機能が低下し記憶の障害が起こっても，そのときに抱いた感情は覚えており[1]，この感情記憶に働きかけることは可能である．そのため，食後すぐに立ち去らず，お互いに良い時間だったことを共有する．例えば，「たくさん食べてくれてすごく嬉しかったです．」など，ケアの内容（この場面では食事）を良いものとして相手の記憶に残すためのポジティブな言葉かけを行う．

5．再会の約束

次回の約束をすることで，次のケアにつながる準備となる．

約束自体は記憶できない可能性が高くとも，良い相手と約束をしたという出来事が前向きな感情記憶として残る．それが次のケアを受け入れてくれる可能性を広げていく．具体的な日時を約束したり，カレンダーに印をつけたり，自分で書いてもらうなども有効である．

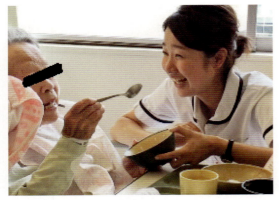

図 6.
食事介護が必要だったが自分で食べ始め笑顔を見せてくれた．

おわりに

ユマニチュードの技術は，人間が本能的に感じるポジティブな感情を引き起こすための技術であり，状況や場所，相手を選ばず，自分の体ひとつで実践できる良さがある．正確な技術を習得するには，正規の研修を受ける必要があるが，ユマニチュードの考え方のなかに，我々が日常のケアに活かせる十分なヒントがあると考えている．

食事援助の場面においても，互いの間に一方通行ではない前向きな人間関係があることによって"食べること"を受け入れてくれる可能性を広げていくと実感している．つまりは，人間関係を築くことこそが，我々が悩む認知症の人への食事援助を考えるうえでの大きな強みとなるのである（図6）．

文 献

1) イヴ・ジネスト，ロゼット・マレスコッティ：ユマニチュードという革命—なぜ，このケアで認知症高齢者と心が通うのか．誠文堂新光社，2016.
   Summary ユマニチュードの哲学と技法の実践を開発者自らが語り下ろしたもの．
2) 本田美和子：医師のためのユマニチュード—マルチモーダル・コミュニケーションの理論と実践．総合診療，27：593-599，2017.
   Summary 対人関係を築くコミュニケーションツールとしてのユマニチュードが実例を参考にわかりやすく書かれている．
3) 竹林洋一ほか：人工知能技術が紐解くコミュニケーション・ケア—認知症ケアを高度化する「見立て」と「学びの環境」．総合診療，27：615-620，2017.
   Summary 人工知能の側面からケアを「見える化」するアプローチについて書かれている．
4) 本田美和子，イヴ・ジネストほか：ユマニチュード入門．医学書院，2014.
   Summary ユマニチュードの考え方と基礎的な技術がイラストを用いて描かれており入門編として読みやすい．

特集／認知症高齢者の摂食嚥下リハビリテーション

認知症高齢者に対する摂食嚥下アプローチ

小島千枝子*

Abstract 認知症にはアルツハイマー型，脳血管型，レビー小体型，前頭側頭型があり，摂食嚥下障害も初期においてはそれぞれのタイプによって特徴があるが，進行していくに従い，食べ方の特徴は「口に食べ物を入れたまま飲み込もうとしない」「口に詰め込む」「食べ物を拒否する」などいくつかに集約される．これらは，食物を「食べ物」と認知しないこと，あるいは食べる行為を忘れた症状と捉えられる．したがって，認知症の嚥下アプローチのポイントは，「摂食嚥下の問題が食物の認知が悪いこと」に起因するのであれば，「食べる行動を通して認知機能を改善するアプローチ」が有効ということができる．
　「口に食べ物を入れたまま飲み込もうとしない」場合は，スプーンを口に運ぶという習熟動作が食行動を促す「スプーンを手に持たせる方法」や「赤ちゃんせんべい法」などが有効である．脳血管性認知症にはK-point刺激法や吸啜反射の利用が有効なことがある．要は介助しすぎず，その方の持てる能力を最大限に活用し，摂食行動を促すことである．

Key words 認知症による摂食嚥下障害（feeding and swallowing disorders in dementia），食べ方の特徴（feeding characteristics），残存能力の活用（application of remain ability），多職種連携（cooperation of multi-occupation）

はじめに

　認知症を発症してから終末期にいたるまでの摂食嚥下障害の変遷は図1のように捉えることができる．

　初期においては認知症のタイプ別の特徴が現れる．この段階では食べ方の問題であり，自力摂取で，食物形態は普通食である．次第にどのタイプにも共通する様々な食べ方の症状に収束していく．そして誤嚥や窒息など咽頭期の問題が主となるに従い，介助摂取になり，嚥下調整食に移行していく．最終的には経口摂取が困難となり栄養確保手段の検討へと進行していく．この全過程をできるだけ長く保つこと，そのために何をすべきかが我々の課題といえる．

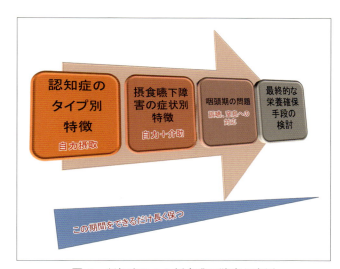

図1．認知症による摂食嚥下障害の変遷

* Chieko KOJIMA，〒470-1192　愛知県豊明市沓掛町田楽ヶ窪1-98　藤田保健衛生大学医療科学部リハビリテーション学科，客員教授

表 1.

アルツハイマー型	記憶：食べたことを忘れる，易怒性：拒否 失行や視空間認識障害による自食技能の低下 食物の認知障害，環境刺激への過剰反応
脳血管型	偽性球麻痺，球麻痺などにより嚥下機能の直接的な障害，麻痺による自食の障害，半側空間無視で食物の見落とし，指示の理解不良で食べ始めない，失行・失認など
レビー小体型	全般的におこる変動性とともに摂食嚥下の問題が変化 認知機能変動：起床後は食べるが，昼間は食べないなど 幻視：食物以外にみえて食べない 注意：食事時の注意が集中・持続できない パーキンソニズム：無動・前傾姿勢が影響
前頭側頭葉型	脱抑制：通常の振る舞いの喪失，早食い，食物の詰め込み 被刺激性：立ち去り行動，注意：ささいな物音で食事中断 味覚の変化：好みの変化・偏食・過食 固執性：料理・時間・場所などへの固執 自発性の低下：長時間の咀嚼

表 2. 認知症患者の食べ方の特徴

- 食物以外の物も口に入れる
- 他人の物にも手を出す
- 手づかみで食べる
- ガツガツと口に詰め込む
- 飲み込まないうちに次の食べ物を取り込む
- 口を開こうとしない
- 取り込んだ食べ物を吐き出す
- 口を閉じて取り込まない
- 食べ物を口に入れたまま止まってしまい飲み込もうとしない
- 食物を口に入れたまましゃべり続ける
- 食事の途中でウトウトと傾眠傾向

※口腔期の障害や咽頭期の障害（誤嚥，窒息）は後期に至って起こってくる傾向

認知症の食べることに関するタイプ別特徴（表 1）[1]

　認知症の食べることに関する問題は，アルツハイマー型，脳血管型，レビー小体型，前頭側頭葉型によって特徴がある．アルツハイマー型は，記憶障害によって食べたことを忘れる，易怒性による拒否，食物の認知障害などがある．脳血管型では偽性球麻痺，球麻痺による嚥下機能の直接的な障害，麻痺による自食の障害，半側空間無視による見落とし，失行・失認などがみられる．レビー小体型では，全般的に起こる変動性のため，認知機能も変動し，起床後は食べるが昼間は食べないなど摂食の問題も変化する．幻視のために食べない，パーキンソニズムにより無動や前傾姿勢が食事に影響するなどがみられる．前頭側頭葉型では，脱抑制のための早食い，食物の詰め込み，被刺激性による立ち去り行動や食事の中断，自発性の低下などがみられる．

　この段階にも一部含まれるが，さらに認知症の進行に伴い次のような共通した特徴に収束していく（表 2）．

　食物以外の物も口に入れる，他人の物にも手を出す，手づかみで食べる，ガツガツと口に詰め込む，口に入っている物を飲み込まないうちに次の食べ物を取り込む，口を開こうとしない，取り込んだ食べ物を吐き出す，口を閉じて取り込まない，食べ物を口に入れたまま止まってしまい飲み込もうとしない，食物を口に入れたまましゃべり続ける，食事の途中でウトウトと眠ってしまうなどである．誤嚥や窒息などの咽頭期の問題は後期に起こってくる傾向にある．

　明らかな咽頭期の問題が確認されていないこの段階でこのような症状があり，むせや食事の摂取量の減少が起こると，やりがちなこととして，「介助で食べさせる」「とろみやミキサー食など食物の原型がわからないような嚥下調整食にする」ことであり，それでも改善しなければ，経口摂取を断念し，経管栄養に切替えるということが行われている．しかし，認知障害による食べ方の問題が主であるこの段階では，まだまだやれる有効なアプローチがある．

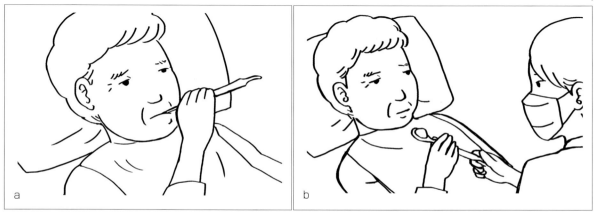

図 2. スプーンを手に持たせる

認知症の摂食嚥下アプローチのポイント

まず，認知症の摂食嚥下障害を考えるとき，口腔期や咽頭期に大きな問題はなく，認知の問題が主であると判断する症状を考える．食物の取り込み時に口唇が閉鎖している，口唇を閉じて拒否している，口腔内に溜め込むことができる，口から吐き出すことができる，構音障害は重くない，などから口腔期に大きな問題がないと判断することができる．また，唾液は嚥下している，嚥下反射は弱くない，食べ物をある程度多めに入れたほうが嚥下が起きやすい，などから咽頭期に大きな問題がないと判断することができる．

そのうえで，認知症による問題が主の摂食嚥下障害者に対するアプローチのポイントは「摂食嚥下の問題が食物の認知が悪いことに起因するのであれば，食べる行動を通して認知機能を改善するアプローチ」が有効ということである．

アプローチ法

以下に，問題別アプローチ法を示す．

1．口に食べ物を入れたまま行動が止まってしまい，飲み込もうとしない

1）スプーンを手に持たせる方法，スプーンを持った手を介助する方法

方　法：介助者は適切な一口量をすくい，患者にスプーンを手渡し自ら口に運ぶように促す（図2-a）．スプーンを持ったまま口に入れようとしない場合には，介助者は患者の手を持ってスプーンを口に運ぶ介助をする．柄の長いスプーンを使えば，介助者は患者が持っているスプーンの柄の先端を持って口に入れる介助をすることもできる（図2-b）．スプーンを口に運ぶという習熟動作が認知を上げ，咀嚼，送り込みに続いてスムーズな嚥下が起きやすい．また，このとき2本のスプーンを用い，患者が嚥下したらすかさずもう1本の食べ物をすくったスプーンと入れ替えるように手渡すと，ペースよく食べ続けることができる．

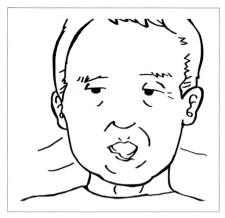

図 3. 赤ちゃんせんべい

2）赤ちゃんせんべい法（図3）

方　法：赤ちゃんせんべいひとかけらを口唇に挟み，これを食べるように促す．せんべいを口唇でたぐり寄せて口に入れ，これを咀嚼するときの咀嚼運動により，口腔内にため込んだ食物が咽頭に送り込まれ，嚥下反射が起きる．咀嚼嚥下のstage II transport を利用する方法である．赤ちゃんせんべいを利用する理由は，もしも再び行動が

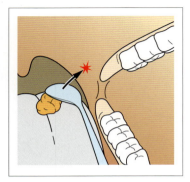

図 4. K-point

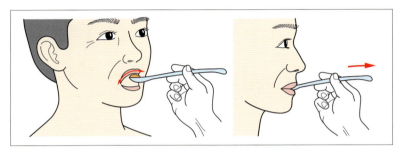

図 5. 吸啜反射

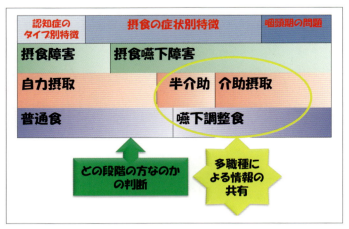

図 6. 認知症の進行に伴うアプローチの変遷

止まったとしても泥状物になり安全だからで，この性質を持つ食べ物であれば他の物でも良い．

3）K-point 刺激法[2]

方　法：脳血管型認知症（偽性球麻痺）で K-point 刺激により咀嚼様運動に続き嚥下反射が誘発される患者には，食べ物を口に入れたまま止まってしまったときに，再び空のスプーンを挿入しスプーンのすくう部分で K-point を刺激する．あるいは，食べ物を奥舌に入れ，そのままスプーンのすくう部分で K-point を刺激してからスプーンを抜くようにする（図4）．口腔内に溜め込むことなく咀嚼様運動に続き嚥下反射を誘発することができる．K-point はより麻痺の強い側を刺激したほうが高率に反応を引き出せる．

4）吸啜反射を利用する方法（図5）

方　法：吸啜反射が起こる認知症患者あるいは取り込み時に口唇閉鎖が不良な偽性球麻痺患者には，平たい形状のスプーンで食べ物を口に入れる際に上口唇をスプーンのくぼみ面で左右に刺激して吸啜反射を誘発する．口唇閉鎖のタイミングで徐々にスプーンを抜いていくと吸啜により食べ物は咽頭に送り込まれ嚥下される．

2．口に食べ物を近付けても口を開けない，口に入れたものを吐き出してしまう

方　法：食べ物の認知障害を疑う．できるだけ食物の形態をくずさず，声かけとともにしっかりと食べ物をみせてから口に近付ける．使い慣れた湯飲みを用いることにより，お茶の摂取が可能になった症例もある．茶碗の中の食物を認知しやすいように，食器の色にも配慮が必要である．また，レビー小体型認知症にみられる幻覚に対しては，例えば食物に虫がついているため食べられないというような場合は，虫を払うようなしぐさで対応する．

3．口に入れるペースが速い，大量に口に詰め込む

方　法：小さいスプーンを使用する．または適量をすくって「スプーンを手渡す方法」で量とペー

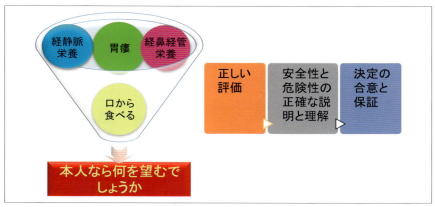

図 7．認知症は進行する
最終的な栄養確保の方法として何を選択するか

シングの調節をはかる．茶碗から次々にかき込んで口に入れる人には仕切りのある重箱に少量ずつ入れて提供したり，小さな食器で一品ずつ提供するなどの工夫も有効である．

まとめ

図6に認知症の進行に伴うアプローチの変遷を示す．この○で囲んだ段階において，安易に全面介助にしたり，食物の原型をとどめないどろどろの嚥下調整食にしてしまうのではなく，残存能力を有効に活用して食べながら認知を改善するアプローチを提案した．認知症は進行し，また認知症の摂食嚥下障害は多種多様である．有効な対応には，対象者が進行過程のどの段階であるのか，問題の本質は何か，どのようなアプローチが有効かといった見極めやアイディアが重要になる．これは，摂食場面の様子，栄養状態の確認を含めた情報共有を多職種連携で進めてこそ可能となる．

認知症は進行し，最終的な段階においては栄養確保の方法として何を選択するかを検討しなければならない．正しい評価のもと，安全性と危険性の正確な説明と理解のうえで決定していくことが求められる（図7）．

文　献

1) 長谷川賢一：認知症に伴う摂食・嚥下障害の病態．倉智雅子（編），言語聴覚士のための摂食・嚥下障害，pp. 78-80，医歯薬出版，2013.
   Summary 認知症の病型別特徴を中核症状と周辺症状について解説し，摂食・嚥下障害に及ぼす影響がわかりやすく記載されている．
2) Kojima C, et al：Jaw Opening and Swallow Triggering Method for Bilateral-Brain-Damaged Patients：K-Point Stimulation. *Dysphagia* 17：273-277, 2002.
   Summary K-point 刺激法の発見の経緯，それを用いた開口反射，咀嚼様運動と嚥下反射が誘発の意義について述べている．

新刊

イラストからすぐに選ぶ
漢方エキス製剤処方ガイド

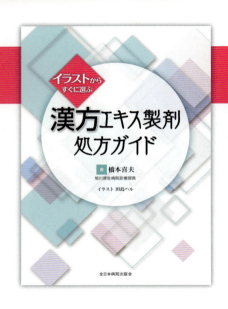

著：橋本喜夫　旭川厚生病院診療部長　　イラスト：田島ハル
2018年4月発行　B5判　280頁　定価（本体価格 5,500円＋税）

構成生薬は？　その効能は？
方剤選択のポイントは？　重要な所見は？

これから漢方エキス製剤の処方を学びたい方でも、
イラスト、重要な生薬効能、そして全256症例の紹介で、
簡単に理解を深めることができます。
用語解説付きですぐに役立つ、すべての医師必携の一冊です！

目次（一部）

[1] 葛根湯
　　汗の出ない感冒，上半身の疼痛，上半身の炎症に使用せよ
[2] 葛根湯加川芎辛夷
　　蓄膿症や鼻閉感に使用すべき
[3] 乙字湯
　　痔疾患なら第一選択
[5] 安中散
　　胃の痛みや生理痛に使用すべし
[6] 十味敗毒湯
　　これといった特徴のない湿疹・蕁麻疹には第一選択
[7] 八味地黄丸
　　腎虚（老化）と思ったらまず第一選択に
　　……（全128製剤）
本書を読むために（理解を深めるために）
テクニカルターム（用語）解説
漢方エキス製剤索引・生薬名一覧

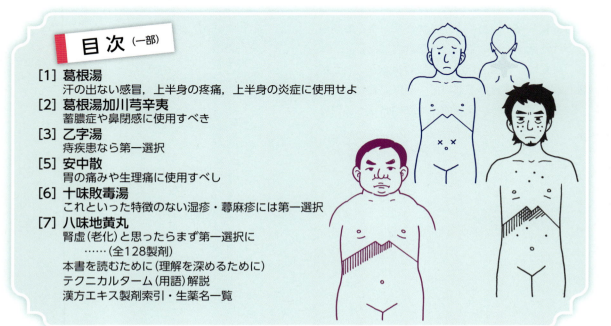

全日本病院出版会　〒113-0033　東京都文京区本郷 3-16-4　Tel：03-5689-5989
http://www.zenniti.com　　Fax：03-5689-8030

特集／認知症高齢者の摂食嚥下リハビリテーション

認知症における服薬の問題点と対応策

倉田なおみ*

Abstract 認知症と服薬において最も重要な点は，人として接することである．認知症高齢者が服薬する際に，口を開かない，飲み込まない，噛んでしまうなど薬の摂食嚥下に関する問題点はたくさんあるが，認知症でなくても急に口に何かを入れられれば吐き出すのは当たり前である．服薬の都度大変ではあるが，薬であることを認知して納得してもらうことが必要である．

漫然と続けた多剤併用（ポリファーマシー）や薬の副作用により嚥下に悪影響を与えることもある．薬剤誘発性の認知症もある．高齢入院患者において，6種類以上の服薬で薬物有害事象のリスクは特に増加するとの報告もあり，漫然と投与せず処方を見直すことが重要である．

Key words 服薬（medicines），口腔内崩壊錠（oral disintegrate tablets），簡易懸濁法（simple suspension method），嚥下に影響する薬剤（the medicines which influences dysphagia）

認知症患者の服薬状況

認知症患者が服薬する際，**表1**に挙げるような問題点が生じている．これらの問題点を摂食嚥下の段階（**表2**）[1]に当てはめて整理し，それぞれの対応策を検討する．

1．食物（薬）の認知

問題点：口を開かない

【原因1】美味しそうな食物をみればよだれが出るし，梅干しをみただけで唾液が出るように，食物（薬）の認知には大脳機能が関与している．口に入れて良いことを認知すれば，口に運び取り組む．したがって，無理して口の中に薬を入れようとしても，口を開かないのは当然のことといえる．

【対応策1】自分の意思ではなく口に物を入れられる場合，認知症でなくても警戒心を持ち，口を閉ざす．何を口に入れようとしているかを語り

表 1．認知症患者における服薬上の問題点

・口を開かない
・口からこぼれ落ちる
・口腔内・舌下に薬が残る
・錠剤のみ，吐き出す
・口に溜め込む
・飲み込まない
・錠剤を噛んでしまう

表 2．摂食嚥下の段階

1. 食物の認知
2. 口への取り込み
3. 咀嚼と食塊形成（準備期，口腔準備期）
4. 咽頭への送り込み（口腔期）
5. 咽頭通過（嚥下反射，咽頭期）
6. 食道通過（食道期，蠕動期）

---

* Naomi KURATA，〒142-8555 東京都品川区旗の台1-5-8　昭和大学薬学部社会健康薬学講座社会薬学部門，教授

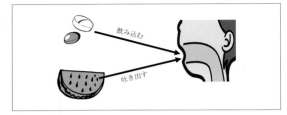

図 1. 口に物を入れる際の認知

かけ，納得してもらうことが必須である．認知症の場合，納得してもらうことが容易でない場合もあり，その解決策としてはユマニチュードの考え方がポイントとなる．ユマニチュードの詳細については，本誌の別稿を参照いただきたい．

【原因2】薬が非常に苦かったり，嫌な味やにおいがする．

認知症でなくても錠剤は飲めるが漢方薬だけは飲めないという人も少なくない．これは漢方薬独特の味やにおいが原因であることが多い．錠剤が飲めなければ錠剤を粉砕することが解決策と思われているが，薬剤の成分は強い苦みや特異な味，においを有することが多い．錠剤を粉砕すると，マスキングされていた薬物の味がもろに出る．苦みのある錠剤（例えばアモバン®錠）をつぶしてほんの少しなめるだけでも強烈に苦く，粉砕した薬の味を確認せずに患者に投与することに恐ろしさを感じる．それをおかゆに混ぜて食べさせれば拒食になっても当然であり，避けるべき行為である．

【対応策2】口腔内崩壊錠や細粒剤を使用する．口腔内崩壊錠は口腔内で崩壊することを前提に製造されているので，味やにおいがマスクされている製剤である．細粒剤も味をマスクするために散剤を細粒剤に加工することが多い．また，オブラートは，味やにおいを隠してくれるため，薬の味やにおいが嫌で飲み込んでくれない場合，後述する水オブラート法は有用である．薬の量が多いときはオブラートを数枚重ねて使用すると楽に包むことができる．しかし，苦味健胃薬や消化薬は，オブラートに包むと効果が弱まるので注意する．苦味健胃薬は生薬特有の苦味やにおいによって唾液や胃液の分泌を促進し，消化管運動を活発にして胃薬としての効果を発揮するためである．

【原因3】服薬時の傾眠傾向，過鎮静

【対応策3】前夜あるいは深夜に服用した眠剤の効果が持ち越していないか，あるいはポリファーマシーによる過鎮静はないかなど，嚥下に不利に働く薬の投与はないかを検討する．詳細は「嚥下機能に影響を及ぼす薬剤」を参照．

2．口への取り込み

問題点：錠剤のみ吐き出す

【原因】私たちは錠剤を口の中に入れられたら飲み込み，スイカの種を入れられたら吐き出すだろう（図1）．同じような固いものでも，何であるかを認知しているから飲んだり出したり区別できる．認知していなければ吐き出すのは当然のことといえる．

【対応策】前述の問題点"口を開かない"場合と同様にユマニチュードの概念が重要となる．認知症であるかどうかにかかわらず，人は固いものが口に入り，何だかわからなければ吐き出すのは生理的な行動である．

口腔内崩壊フィルムや口腔内崩壊錠を用いると，口腔内で崩壊するので服用してくれることもあり，剤形を検討することも一手段である．

3．咀嚼と食塊形成（準備期，口腔準備期）

問題点1：錠剤を噛んでしまう

【原因】口に取り込んだ食べ物は舌と歯を使って唾液と混ぜられ，咀嚼される．錠剤を薬と認識していなければ，食べ物と思って咀嚼してしまう．

【対応策】咀嚼しても問題ない錠剤もあるが，噛んで形を壊すことによって効力がなくなったり，1日分を一度に服用したことになって副作用が出やすくなる徐放錠などがある．このような錠剤の場合は前述の問題点と同様に，薬であることを語りかけて認知してもらうことが必要となる．

噛むと問題を生じる薬の例を図2に示す．薬は製品ごとに様々工夫が施された"芸術品"ともいえるもので，外観からではその複雑な仕組みをはかり知ることはできない．そのため，噛んだりつぶしたりできる薬はどれかということを知ることは容易なことではないため，一様に錠剤はつぶしたり噛んだりしないという対応が一番簡便な方法

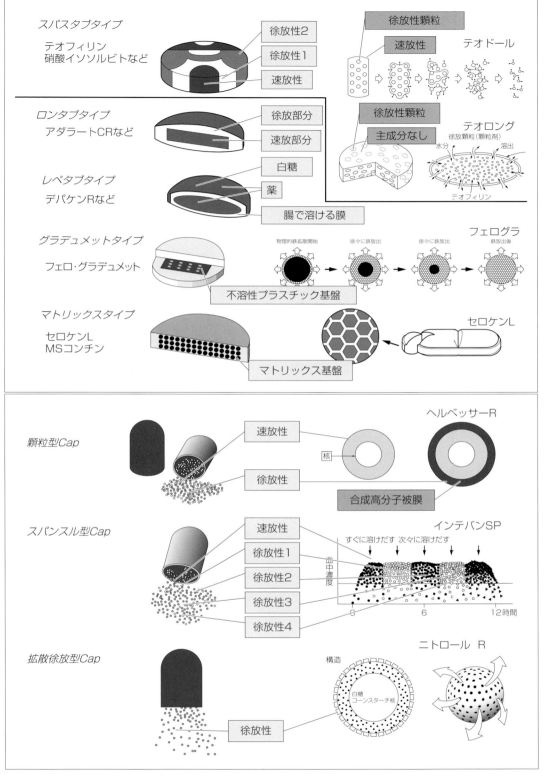

図 2. 徐放性製剤

(勉強会の資料を参考に作図)

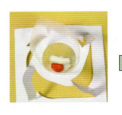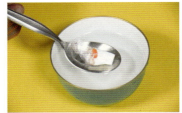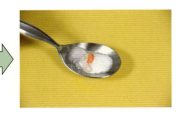

1回に服用する薬をオブラートに入れて、オブラートの厚さが均等になるように包む → スプーンに乗せて水をくぐらせる → オブラートが溶けて薬をゲル状に包み、飲み込みやすくなる

図 3. 水オブラート法

となる．飲み込まない対応に関しては後述する．

問題点 2：口からこぼれ落ちる．

【原因】近年，薄いフィルムのような口腔内崩壊フィルムや，唾液ですぐに形が崩れる口腔内崩壊錠などの製品が増えている．「口の中に入れれば良いので，楽に薬を飲ませることができて助かる」との声を聞くことがある．しかし，これら製剤を口の中に入れてそのままにしていると，唾液と一緒に外に出てしまい飲んでいないのと同じ状況になる．

【対応策】口腔内崩壊フィルムや口腔内崩壊錠の添付文書には，「口腔内で崩壊するが，口腔の粘膜から吸収されることはないため，唾液または水で飲み込むこと」と記載されている．フィルム製剤や口腔内崩壊錠が"水なしで服用できる"というのは，正しい知識ではない．口腔粘膜からは吸収されないから，普通の錠剤と同じで胃に落とさなければ効果を発揮しない．口に入れっぱなしではなく，形がなくなっても必ず水（トロミ水）を飲んでもらい，消化管に落とし込むことが必要になる．

4．咽頭への送り込み（口腔期）

問題点：口腔内・舌下に薬が残る，口に溜め込む，飲み込まない

【原因】食べ物であれば咀嚼によって形成した食塊を，舌の運動によって口唇側から奥舌へさらに咽頭へと移動させる．しかし，薬を服用する場合は食塊を作ることがないため，感覚障害があると舌や口蓋（硬口蓋や軟口蓋）に錠剤が残っていても気が付かないことが多い．

【対応策】軽度でも送り込み障害のある人は，薬を飲んだ後には必ず水（トロミ水）を服用するほうが安全である．介護者は服薬後，口腔内に残薬がないかを確認する．また，つるりと粘膜を滑るプリンやゼリーに包んで，あるいは簡易懸濁してとろみをつけて投与する．簡易懸濁法は，触るとちょっと熱く感じるお湯（約 55℃）に錠剤を入れ，錠剤を崩壊・懸濁させる方法である．簡易懸濁法に適さない錠剤もあり，内服薬経管投与ハンドブックに一覧表が掲載されている[2]．

また，水オブラート法（**図 3**）により投与すると咽頭への送り込みが楽になる．オブラートはデンプンで作られているため，1 回に服用する錠剤やカプセル剤をオブラートに包んで水につけると，オブラートが溶けて薬をゲル状（例えば揚げ出し豆腐または酢豚の肉）に包むので飲みやすくなる．薬周囲のオブラートの厚みが均等になるように包み，端に少量の水を付けて口を閉じた後，スプーンに乗せると扱いやすい．ただし，万人の対応策ではなく，個人の嚥下能力により異なる．

5．咽頭通過（嚥下反射，咽頭期）

6．食道通過（食道期，蠕動期）

問題点：薬が咽頭・食道粘膜に付着し残留する

【原因】カプセル剤は濡れた手で触ると指にくっつき振っても簡単には離れない．咽頭・食道の粘膜も濡れた状態であるため，健常人であっても粘膜にくっついて薬がそのまま残留することがある（**図 4**）[3]．また，錠剤が喉頭蓋谷や梨状窩に残留することも報告されている[4]．服薬した人は薬の残留に気付いていないことが多く，そのままにすると薬の成分（例えば抗がん剤や非ステロイド性消炎鎮痛薬）によっては，粘膜損傷や潰瘍が発

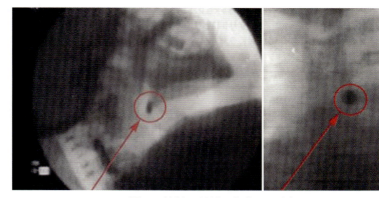

図 4. 錠剤の咽頭，食道への残留

(文献 3 より引用)

表 3. 嚥下に良い影響を与える薬剤，物質

薬剤・物質名	作　用
ACE 阻害薬	サブスタンス P の分解を抑制して濃度を上昇させることで，咳・嚥下反射を更新し，不顕性誤嚥および誤嚥性肺炎を予防する．
L-dopa	脳内でのドパミンとなってサブスタンス P 濃度を上昇させる．
アマンタジン	ドパミンの放出促進，再取り込み抑制作用，合成促進作用によりドパミンの濃度を上昇させる．
半夏厚朴湯	咽頭・喉頭のサブスタンス P を増加させ，嚥下反射を改善する．
カプサイシン	知覚神経末端に作用してサブスタンス P を放出させ，その濃度を上昇させる．
プレタール	脳卒中既往患者の肺炎発症率を低下させる．
ガスモチン	胃排出機能を高めて胃食道逆流を抑えて，胃瘻患者の肺炎発症率を低下させる．
エリスロマイシン	モチリン受容体の作動作用により，胃排出機能を高めて胃食道逆流を減少させる．

生することがあるため注意する．

【対応策】前述の送り込みの段階と同様に，ゼリーに包んで飲んだり，簡易懸濁法でトロミをつけたり，服薬後に必ず水（トロミ水）を飲むなどの対応を要する．食事中に薬を飲むのも良い方法であるが，薬効に影響を及ぼす薬もあるため，あらかじめ薬剤師に相談しておくと良い．またカプセル剤は残留しやすいので，嚥下障害を有する人にはできるだけ避けたほうが良い．

嚥下内視鏡（VE）を用いて OD 錠の嚥下動態を，模擬製剤を用いて客観的に検討した結果，対象 6 例のうち 4 例で咽頭に残留し，残留感がなかったとの報告がある[5]．しかし，OD 錠は濡れるとくっつきやすくなるから，残留の可能性は当然あるが，OD 錠は残留しないと誤解している医療人も少なくない．前述の通り，OD 錠であっても服薬後には必ず水（トロミ水）を飲むことを推奨する．先の論文においても複数回の嚥下，あるいはトロミ水の追加によって嚥下し得たとしている．

認知・嚥下機能に影響を及ぼす薬剤

以下に示す"嚥下に悪い影響を及ぼす薬剤"と"認知機能に影響する薬剤"は，抗精神病薬，睡眠薬，抗不安薬など共通するものがあり，これら薬剤の使用に際しては特に注意すべきである．

1. 嚥下に良い影響を及ぼす薬剤

残念ながら今のところ嚥下障害の効能を有する薬剤はないが，嚥下機能を向上させる可能性のある薬剤を表 3 に示す．しかし，これらは保険適用の作用ではない．

咳-嚥下反射は嚥下の重要な防御反応であるが，脳梗塞などで大脳基底核が障害されると，黒質線条体で産生されるドパミン量が減少する．ドパミンはサブスタンス P の合成を促しているので，結

表4. 添付文書に嚥下機能を低下させる
　　キーワードを含む薬剤数

項　目	キーワード	薬剤数（件）
薬理作用	抗コリン	25
	口渇・口渇感	15
	筋弛緩	8
重大な副作用	嚥下障害	2
	味覚障害	1
	口渇・口渇感	15
副作用	嚥下障害	65
	味覚異常	223
	口渇	624
	口腔内乾燥	3
	錐体外路	72
	ミオパチー	17
	ジストニー	3
	ジスキネジア	47
	鎮静	27

日本医薬品集医療薬2011〈2070項目〉, OTC医薬品辞典第12版（2010年4月）〈2860製品〉のうち,【薬理作用】【重大な副作用】【副作用】の項目に嚥下機能を低下させるキーワードを有する薬剤数.

果としてサブスタンスPが合成されず, 咳-嚥下反射が低下する[6]～[8]. そこで, 脳内のドパミンやサブスタンスPの濃度を上昇させる薬剤を投与すれば嚥下機能を向上させると考えられている. ACE（アンジオテンシン変換酵素）阻害薬は, アンジオテンシンIからIIへの変換を阻害するだけでなく, カリクレイン・キニン系においてブラジキニンやサブスタンスPの分解を阻害することで咳-嚥下反射を誘発させ, 不顕性誤嚥および誤嚥性肺炎を予防することが知られている[9]～[11]. サブスタンスP濃度を上げる物質であるカプサイシンをごく少量口の中に入れると嚥下反射がたちどころに良くなるとの報告がある[12].

また, モサプリドクエン酸塩（ガスモチン）やエリスロマイシンは, 胃排出機能を高めることによって誤嚥性肺炎の原因となる胃食道逆流を予防することが知られている.

2. 嚥下に悪い影響を及ぼす薬剤

嚥下機能に悪影響を及ぼす薬剤はたくさんある. ドパミン拮抗薬による錐体外路系の障害, 筋

表5. 嚥下機能に悪影響を与える薬剤

薬　物	原　因
抗精神病薬, 抗うつ薬, 抗不安薬	・精神活動の低下 ・ドパミン抑制→サブスタンスPの低下→咳-嚥下反射の低下 ・錐体外路系の副作用 ・口腔内乾燥
制吐薬・消化性潰瘍薬	・錐体外路系の副作用
抗パーキンソン薬	・口唇ジスキネジア ・口腔内乾燥
抗コリン薬	・唾液分泌障害 ・下部食道内圧の低下
ステロイド薬	・ミオパチー
筋弛緩薬	・過度の筋弛緩 ・精神活動の低下
利尿薬, 交感神経抑制薬, 抗不整脈薬, 抗ヒスタミン薬など	・口腔内乾燥
抗がん剤	・食欲低下・嘔気嘔吐・味覚障害 ・口腔内乾燥 ・易感染症

（文献2より一部改変）

弛緩剤などによる筋力低下，意識レベルの低下，口腔乾燥症などの副作用が嚥下機能を低下させる．

筆者が日本医薬品集医療薬2011に掲載されている2070項目およびOTC医薬品辞典第12版(2010年4月)掲載の2860製品に関し，添付文書の薬理作用に抗コリン，口渇・口渇感，筋弛緩が記載された薬剤数，ならびに重大な副作用あるいは副作用の項目に嚥下障害，味覚異常，口渇，ジスキネジアなどの嚥下機能を低下させるキーワードが記載されている薬剤数を検索した結果を表4に示す．嚥下機能を低下させる副作用を有する薬剤は非常に多いことが分かる．薬剤一覧は「疾患別にみる嚥下障害」の付表に掲載されている[13]．嚥下障害が問題になった場合には，服用している薬剤の副作用により生じていないかを必ず確認する．これら副作用が生じる可能性のある薬剤を表5に示す．

経験上，眠気や過鎮静により食事が食べられなかったり服薬できないことが多い気がしていたが，摂食嚥下にかかわる医療職231名の後ろ向き調査において，薬剤性嚥下障害に多い症状として，眠気が1位，続いて動作緩慢であることが報告された[14]．特に眠気を生じる医薬品の投与を開始する際には，摂食嚥下の状況をその前後で比較確認することが重要である．

また，抗精神病薬はドパミンD_2受容体を遮断するため，錐体外路症状や咳−嚥下反射の低下を引き起こす．嚥下障害があって向精神病薬が処方されている場合，なぜ服用しているのかを確認する．急性期病院からの継続や過去の不穏・睡眠障害などで漫然的に使用されている場合もあり，今の状況で必要かを見直す必要がある．

3．薬剤誘発性認知症

認知症，認知障害は薬剤により誘発されることが知られており，特に，ベンゾジアゼピン系睡眠薬・抗不安薬など，覚醒度を低下させる薬剤や強い抗コリン作用を持つ薬剤は注意を要する．地域高齢者を対象とした前向きコホート研究で，抗コリン薬の使用は用量依存性に全認知症およびアルツハイマー病の発症を増加させることが報告された[15]．抗コリン薬の使用量が最も多い群では，抗コリン薬を使用していない群に対する全認知症およびアルツハイマー病発症のハザード比はそれぞれ，1.54(95% CI 1.21〜1.96)，1.63(1.24〜2.14)であった[15]．また，高齢者の安全な薬物療法ガイドライン2015では，ベンゾジアゼピン系は極力用いずに，非ベンゾジアゼピン系の薬剤を少量，短期間使用することが推奨されている[16]．

文献

1) 藤島一郎：ナースのための摂食嚥下障害ガイドブック．p.5，中央法規，2005．
   Summary 具体的な絵や写真が多く，摂食嚥下障害の基礎から学べる書籍．
2) 倉田なおみ：内服薬経管投与ハンドブック第3版，藤島一郎(監修)，じほう，2015．
   Summary 経管投薬法である簡易懸濁法の可能医薬品が掲載された書籍．簡易懸濁法は経口投与でも活用されている．
3) 藤島一郎：嚥下障害と内服薬．月刊薬事，46(4)：669，2004．
4) 西山耕一郎ほか：錠剤の残留症例の検討．嚥下医学，4(2)：204-211，2015．
5) 馬木良文ほか：口腔内崩壊錠は摂食・嚥下障害患者にとって内服しやすい剤形か？ 臨神経，49：90-95，2009．
6) 山谷陸雄ほか：老人性肺炎の病態と治療．日老医誌，36：835-843，1999．
7) 板橋 繁ほか：高齢者の肺炎―特に誤嚥性肺炎の機序と治療．呼吸，19：363-373，2000．
8) 板橋 繁ほか：肺炎．綜合臨，48：1004-1009，1999．
9) Nakayama K, et al：ACE inhibitor and swallowing reflex. *Chest*, **113**：1425，1998．
10) Sekizawa K, et al：ACE inhibitor and pneumonia. *Lancet*, **352**：1069，1998．
11) Okaishi K, et al：Reduction of risk of pneumonia associated with use of angiotensin I converting enzyme inhibitors in elderly inpatients. *Am J Hypertens*, **12**：778-783，1999．
12) Ebihara T, et al：Capsaicin and swallowing reflex. *Lancet*, **341**：432，1993．

13) 倉田なおみほか：嚥下に悪影響を与える薬剤．藤島一郎(監修)，疾患別にみる嚥下障害，pp. 426-464，医歯薬出版，2012.
14) 野崎園子：薬剤と嚥下障害．日静脈経腸栄会誌，31(2)：699-704，2016.
15) Gray SL, et al：Cumulative Use of strong anticholinergic medications and incident dementia. *JAMA Intern Med*, 175：401-407, 2015.
16) 日本老年医学会(編集)：高齢者の安全な薬物療法ガイドライン 2015，メジカルビュー社，2015.
Summary ポリファーマシーによる不適切な漫然とした投薬を防ぐために有用なガイドライン．

Monthly Book MEDICAL REHABILITATION

No. 203
2016年11月増刊号

リハビリテーションに役立つ！
睡眠障害・睡眠呼吸障害の知識

編集企画　近藤国嗣（東京湾岸リハビリテーション病院院長）

目次

- 睡眠障害の疫学　　　　　　　　　井谷　修ほか
- 睡眠障害のメカニズム　　　　　　田ヶ谷浩邦ほか
- せん妄と睡眠障害　　　　　　　　先崎　章
- 脳卒中と睡眠障害　　　　　　　　下田　健吾ほか
- 睡眠障害と認知症　　　　　　　　小鳥居　望ほか
- 睡眠障害と骨折　　　　　　　　　橋爪　祐二
- 睡眠障害と生活習慣病　　　　　　古川　智一
- 加齢と睡眠障害　　　　　　　　　宮崎総一郎ほか
- パーキンソン病と睡眠障害　　　　野村　哲志
- 睡眠薬をどう使うか，どう止めるか　三島　和夫
- 睡眠障害と身体活動・運動療法　　北畠　義典
- 睡眠障害の認知行動療法　　　　　岡島　義
- レストレスレッグス症候群と周期性四肢運動障害
　　　　　　　　　　　　　　　　　鈴木　圭輔ほか
- 睡眠呼吸障害の疫学　　　　　　　和田　裕雄ほか
- 睡眠呼吸障害のメカニズム　　　　陳　和夫
- 睡眠呼吸障害の検査と診断　　　　谷津翔一朗ほか
- 睡眠呼吸障害と日中の眠気　　　　柳原万里子
- 睡眠呼吸障害と認知機能　　　　　近藤　哲理ほか
- 睡眠呼吸障害と肥満　　　　　　　半田早希子ほか
- 睡眠呼吸障害と血圧　　　　　　　星出　聡
- 睡眠呼吸障害と糖代謝異常　　　　本庶　祥子
- 睡眠関連呼吸障害群と脳卒中　　　塚原　由佳ほか
- 睡眠呼吸障害と心疾患　　　　　　高田　佳史
- 睡眠呼吸障害と脊髄損傷　　　　　鈴木　涼平ほか
- 睡眠呼吸障害と排尿障害　　　　　木内　寛
- 睡眠呼吸障害に対するCPAP療法　赤柴　恒人
- 睡眠呼吸障害と歯科とのかかわり　有坂　岳大
- 睡眠呼吸障害と口腔内装置　　　　佐藤　一道ほか
- 睡眠呼吸障害と外科治療　　　　　酒井　あやほか
- 回復期における脳卒中患者の睡眠呼吸障害
　　　　　　　　　　　　　　　　　松浦　大輔ほか
- 睡眠呼吸障害と肥満・減量療法　　竹上　未紗
- 睡眠呼吸障害と自動車運転　　　　篠田　千恵

リハビリテーションにおける睡眠障害・睡眠呼吸障害の最前線を網羅。
1冊丸ごと役に立つこと間違いなし！

（株）全日本病院出版会

各誌目次がご覧いただけます！
http://www.zenniti.com

〒113-0033　東京都文京区本郷3-16-4　　電話(03)5689-5989　　FAX(03)5689-8030

特集／認知症高齢者の摂食嚥下リハビリテーション

認知症高齢者の食事・栄養ケア

江頭文江*

Abstract 認知症では，食事の健忘や摂取過多，偏食などが問題視される．肥満および低栄養は認知症のリスクである．食事摂取量の低下からは低栄養の問題が起きる．徘徊などの過剰な活動量から，食事を完食している人でもかかわらず，体重減少が起き，低栄養のリスクが高まることもある．認知機能低下とサルコペニアに共通する危険因子には，加齢，体重減少，骨格筋量の低下，体脂肪量の増加，筋力低下，身体能力の低下，不活動，栄養障害，慢性炎症，インスリン抵抗性が存在するといわれ，その予防的アプローチには運動と栄養による介入が有効である．

認知症が原因での食事の問題は多岐にわたる．また認知症の原因疾患は複数あるとされており，食べる環境，食べ方，食べ物などの視点で整理しながらかかわる．認知症の摂食嚥下障害では，それに対応した食環境や食形態の調整が必要になる．

Key words 五感(five senses)，簡易栄養状態評価表(mini nurtritional assessment；MNA) 嚥下調整食分類 2013(Japanese Dysphagia Diet 2013)

「おいしく食べる」こと

「おいしく食べる」ためには，① おいしい料理，② おいしく食べる・感じるための心身の健康，③ おいしく食べるための機能，の3つが必要である．①「おいしい料理」とは，一般的なものではなく，実は個々により異なる．特に認知症患者であれば，昔の味，母の味，特定のお店の味など強く想いのあるものもある．また，疲れているときに甘いものが食べたい，今日はこってり料理が食べたいなどそのときのからだの状態や心境により食べたいものも変わる．この食べたい料理を「あー，おいしい！」と味わうには，それを感じる心身の健康・安定が必要である．例えば，ストレスを抱えているとき，体調を崩しているときにどんなにおいしそうな料理が出てきても，それをおいしいとは感じにくい．おいしく感じるためには，「触感

表 1．食べるということ（一部）

- 覚醒していないと食べられない
- お腹がすいていないと食欲がわかない
- 見た目を楽しむ
- 味の相違を楽しむ
- 食(触)感の相違を楽しむ
- 味の濃淡を無意識に交互に食べる
- 喉が乾いていたら，飲み物などを口にしてから食べ始める
- 一口，口に入れたら1回だけではなく複数回嚥下する
- 飲み込むときには口を閉じる

（食感）」も大事な要素であり，そのため食べる機能が維持できているということも重要である．咀嚼をしながら味わうという行為も，おいしく食べるためには大事なプロセスである．

1．おいしく食べると五感

普段当たり前になっている「食べる」という行為だが，実は**表1**のように何気なく行っている．食欲がないといいながらも，実はお腹がすいていな

* Fumie EGASHIRA，〒243-0204 神奈川県厚木市鳶尾 2-27-8　地域栄養ケア PEACH 厚木，代表

いかもしれない．おいしい料理も，ずっと続けて食べていたら，飽きてくるかもしれない．口の中が乾燥してパサパサしていたら，きっと固形物よりもまず飲み物がほしくなるだろう．なかなか飲みこまない，むせるなど食べることに何か問題が起きると，ついその問題だけをクローズアップし，何か対応しなければいけないと考えてしまいがちであるが，そのときは表1のような「何気なく食べる」という行為が抜けてしまうことがある．認知症患者にとって，この当たり前が抜けるということは何よりも混乱させる元になるのではないだろうか．

「空腹はなによりもごちそう」である．活動性の低下した高齢者などは，お腹がすく生活環境にあるだろうか．そして，自分で食べることができなくても，咀嚼や嚥下機能の低下がみられたりしても，おいしく食べるための五感（視覚，聴覚，触覚，味覚，嗅覚）を効果的に利用し，その食環境をつくる．

1）視　覚

私たちは，食べる前に，見た目で「おいしそうだな」「食べたいな」と考える．「見た目」とは，食材や料理の彩りだけでなく，食器，食具，ランチョンマット，テーブルセッティング，調味料，テーブルや椅子，食堂や部屋の雰囲気などがある（図1）．

2）聴　覚

麺類をズルズルとすする音，おせんべいや漬物をバリバリと噛む音など，食事をしながら聞こえる音は，その食べ物を想像させ，食欲を引き出す．しかし，咀嚼や嚥下困難に対応した食事では，軟らかく調理されるため，なかなかこの刺激が少ない．

3）触　覚

食べ物には，豆腐やプリンのように軟らかいもの，するめいかや干し芋などの硬いもの，パンやふかし芋のようにぱさぱさするものなど様々な食感がある．いつも同じ硬さのものでは，ストレスになり，好みの味付けでも，満足できない．咀嚼や嚥下機能が低下すると，硬い食べ物は疲労や誤

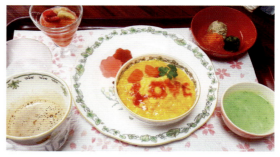

図1．盛り付けも楽しんで

嚥につながり，軟らかいものやまとまりやすいものが選択される．ペースト状の食形態では，咀嚼する必要がなく，何を食べているかわからない．義歯がないからミキサー食にと食事箋が出されることがあるが，義歯がないからといって，ミキサー食にする必要はなく，歯茎で噛める食形態での対応をすれば良い．

4）味覚・温度

味には，甘味，酸味，塩味，苦味，うま味の5つが基本の味である．どんなにおいしい料理でも，同じ味がずっと続けば，飽きてしまい，口は開かなくなる．献立を考えるときは，主食（ごはん），副食（塩味，しょうゆ味，みそ味，中華味，クリーム味，トマト味）などと色々な味の組み合わせを考える．固形物よりも液体のほうが味を強く感じる．例えば，おいしいアイスクリームも溶けてしまえば甘ったるく感じる．また，温かいものは温かく，冷たいものは冷たく，と食べ物や料理の温度も味をおいしく感じるためには大事な要素である．温かいものは，湯気を通してにおいを感じる．

5）嗅　覚

食べ物や料理のにおいは，食欲をそそる．食べ物を口に入れる前に嗅ぐにおいは，温かいほうがより感じやすい．また，外から感じるにおいではなく，一度口に入れた後に鼻から抜けるにおいのほうがより味を強く感じる．

認知症高齢者の栄養ケア

1．認知症と栄養

認知症では，食事の健忘や摂取過多，偏食などが問題視される．肥満および低栄養は，認知症のリスクである．食事摂取量の低下からは低栄養の

問題が起きる．徘徊など過剰な活動量から，食事を完食している人でもかかわらず，体重減少が起き，低栄養のリスクが高まることもある．認知機能低下とサルコペニアに共通する危険因子には，加齢，体重減少，骨格筋量の低下，体脂肪量の増加，筋力低下，身体能力の低下，不活動，栄養障害，慢性炎症，インスリン抵抗性が存在するといわれ，その予防的アプローチには運動と栄養による介入が有効である[1]．

2．認知症予防と栄養

認知症と栄養素の関連については，高齢者では栄養不足に陥りやすく，エネルギー摂取不足とともに，抗酸化栄養素（βカロテン，ビタミンC，ビタミンE，亜鉛，セレン），ビタミンB群（葉酸，B_6，B_{12}），n-3系多価不飽和脂肪酸不足などの関連がいわれる．ココナッツオイルに含まれる中鎖脂肪酸は，アルツハイマー型認知症が，脳のブドウ糖をうまく使えなくなり，エネルギー不足になるが，中鎖脂肪酸はブドウ糖の代替エネルギー源となるケトン体を効率的に産生することで，エネルギー不足の状態を解消すると考えられ，それにより認知機能が向上することが示唆されている．

また，個々の栄養素ではなく，野菜や豆，果物，魚を多めに摂取し，オリーブオイルを使用し，肉と乳製品を控え，少量のワインを摂取する地中海食の食事スタイルが，アルツハイマー型認知症の予防に注目されている．

3．高齢者の栄養スクリーニングツール

高齢者は，加齢，疾患，環境，精神・心理面などから食が細くなり，栄養障害に陥りやすい．栄養障害は，身体機能の低下や創傷治癒の遅延，免疫力の低下，感染症のリスクなどの様々な状況引き起こしやすい．そこで，高齢者の栄養状態を把握する簡便なツールを紹介する．

1）簡易栄養状態評価表（mini nurtritional assessment；MNA）

MNAの簡便なスクリーニングツールとして，MNA-sfがある（図2）．MNA-sfは，医療や介護の栄養ケアのなかで，多くの職種に使われている．MNA-sfでは，A：食欲不振や消化器症状，B：体重減少，C：移動性，D：精神的ストレスまたは急性疾患，E：神経・精神的問題，F：BMI（body mass index），またはふくらはぎ周囲長（CC）の6つの項目からなる．スクリーニングスコアは0～7点が低栄養状態，8～11点が低栄養のおそれありと判定される．ここで，低栄養のリスクがあると判定された場合には，より詳細なアセスメントにより，その原因を探る．

2）栄養障害への対応

認知機能の低下やその他の原因から食事摂取量が低下し，栄養障害がみられたら，まずはその原因をアセスメントし，対応を考える．食事摂取量低下の原因には，疾病の進行や副作用，摂食嚥下機能低下，認知機能の低下，環境要因などがある．

認知症の食事に関する問題

認知症が原因での食事の問題は多岐にわたる．また認知症の原因疾患は複数あるとされており，食べる環境，食べ方，食べ物などの視点で整理しながらかかわる．ここでは，認知症の食事に関する問題の特徴的なものを挙げ，その対応について一例を述べる．

1．食べたことを忘れる

短期記憶の喪失により，食事を終えたはずなのに，まだ食べていないとの訴えをする．食べたことを言い含めようとしても，十分理解できるわけがない．むしろ，声かけによっては恐怖心や混乱，不穏な状態を生じることもある．穏やかに接することが大事である．ほかに，食べた記録のためのメモをとるなどの工夫もあるが，進行するとこのメモの置き場所すらわからなくなってしまう．「○○が食べさせてくれない」などの問題が生じてくると，周囲にも影響が大きくなる．こだわりが強く繰り返し食事を要求してくる場合には，他の話題や活動，飲み物などで気を紛らわせたりすることも多い．食事の訴えのたびに食べ物を提供していると，体重増加などにもつながるため，3食の食事量を調整し，間食として対応する場合もある．

簡易栄養状態評価表
Mini Nutritional Assessment-Short Form
MNA®

Nestlé NutritionInstitute

氏名：

性別：　　　年齢：　　　体重：　　　kg　身長：　　　cm　調査日：

下の□欄に適切な数値を記入し、それらを加算してスクリーニング値を算出する。

スクリーニング

A 過去3ヶ月間で食欲不振、消化器系の問題、そしゃく・嚥下困難などで食事量が減少しましたか？
0 = 著しい食事量の減少
1 = 中等度の食事量の減少
2 = 食事量の減少なし

B 過去3ヶ月間で体重の減少がありましたか？
0 = 3 kg 以上の減少
1 = わからない
2 = 1〜3 kg の減少
3 = 体重減少なし

C 自力で歩けますか？
0 = 寝たきりまたは車椅子を常時使用
1 = ベッドや車椅子を離れられるが、歩いて外出はできない
2 = 自由に歩いて外出できる

D 過去3ヶ月間で精神的ストレスや急性疾患を経験しましたか？
0 = はい　　　2 = いいえ

E 神経・精神的問題の有無
0 = 強度認知症またはうつ状態
1 = 中程度の認知症
2 = 精神的問題なし

F1 BMI (kg/m²) : 体重(kg)÷[身長(m)]²
0 = BMI が19 未満
1 = BMI が19 以上、21 未満
2 = BMI が21 以上、23 未満
3 = BMI が 23 以上

BMI が測定できない方は、**F1** の代わりに **F2** に回答してください。
BMI が測定できる方は、**F1** のみに回答し、**F2** には記入しないでください。

F2 ふくらはぎの周囲長(cm) : CC
0 = 31cm未満
3 = 31cm以上

スクリーニング値
(最大：14ポイント)

12-14 ポイント：　　栄養状態良好
8-11 ポイント：　　低栄養のおそれあり (At risk)
0-7 ポイント：　　低栄養

Ref. Vellas B, Villars H, Abellan G, et al. *Overview of the MNA® - Its History and Challenges.* J Nutr Health Aging 2006;10:456-465.
Rubenstein LZ, Harker JO, Salva A, Guigoz Y, Vellas B. *Screening for Undernutrition in Geriatric Practice: Developing the Short-Form Mini Nutritional Assessment (MNA-SF).* J. Geront 2001;56A: M366-377.
Guigoz Y. *The Mini-Nutritional Assessment (MNA®) Review of the Literature - What does it tell us?* J Nutr Health Aging 2006; 10:466-487.
Kaiser MJ, Bauer JM, Ramsch C, et al. *Validation of the Mini Nutritional Assessment Short-Form (MNA®-SF): A practical tool for identification of nutritional status.* J Nutr Health Aging 2009; 13:782-788.
® Société des Produits Nestlé, S.A., Vevey, Switzerland, Trademark Owners
© Nestlé, 1994, Revision 2009. N67200 12/99 10M
さらに詳しい情報をお知りになりたい方は、www.mna-elderly.com にアクセスしてください。

図 2. MNA-sf
（Nestlé Nutrition Institute の許可を得て引用）

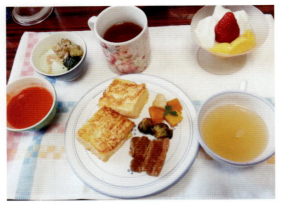

図 3. 一皿に盛る

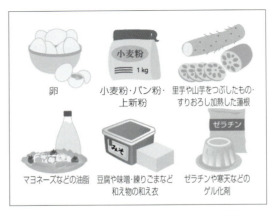

図 4. 食べやすくするためのつなぎの利用

食事は，軟らかいものではなく，ある程度硬さがあり咀嚼することで，満足感や満腹感を引き出すなどの工夫もある．

2．落ち着いて食べられない

食事の時間になっても，椅子に座れない，周囲が気になる，落ち着かないなどの状況になる．普段の生活から徘徊があったり，周囲の物や人，音などに反応して落ち着かないということもある．1つひとつの行動の展開が十分理解できていないこともあり，ゆっくりと時間をかけてかかわる必要がある．例えば，居室からキッチンへ移動しても，すぐに食べる場所という理解ができていない場合は，食事の30分前からキッチンへと移動し，会話や料理のにおいなどで，少しずつ食事に向けての準備を進める．また，食堂など大人数で食べる場合は，食席の工夫は必要である．テレビをつけながらではなく，穏やかな音楽をかけるなどして，リラックスしてもらう．

3．どうやって食べていいのかわからない，食事を口に運ぶ手が止まる

失行や失認から，食器や食具，料理をみても，どのように食べていいのかがわからない．食具は個々の機能をみながら，持ちやすい形状，大きさ，重さなどのポイントで選ぶ．食具を持たせても落としてしまったり，持つだけで口元へ運べなかったりするときには，一緒に手を添えて，数回に一度，食べ物を口元へ運ぶ動きを繰り返す．また，小鉢の料理が複数あることで，どういう順番で食べていいのかわからず，1つずつを順番に食べたり，全く手を出さなかったりする場合もある．食事はランチプレートのように一皿料理として盛り付けるなども工夫も良い（図3）．

4．早食い，詰め込んで食べる

先行期では，食べ物を食べ物として認識し，その味，温度，硬さを判断し，食べ方や噛む力，食べる順番などを判断している．この先行期の問題により，食べるペースをコントロールできず，早食いや詰め込み食べ，同じものばかり食べるなどが生じる．食事介助は不要で，自力摂取ができているため，周囲は見落としがちだが，早食いや詰め込み食べは，誤嚥ではなく窒息のリスクも高くなり，注意が必要である．この場合，スプーンを小さくしたり，箸を使ったりして，食事動作に時間をかけられるようにする．また，軟らかいものばかりではなく，リスクを勘案しつつもあえて咀嚼が必要なものを提供することで，咀嚼を引き出すこともできる．

5．咀嚼に時間がかかる，なかなか飲みこまない

口の中にため込む，という行為は，様々な要因が考えられる．1つは，食形態の不適合，硬すぎる，ばらばらになりまとまりにくい，食塊形成ができていないなどである．また，味のメリハリがなかったり，淡泊であれば刺激が少なく，口の動きは弱くなる．同じ料理の一品食べが，口のため込みを助長している場合もある．ここでは，まとまりやすく食べやすい食事の提供が重要である．調理上では，つなぎを利用（図4）して，食べやすくする．交互嚥下を進め，味や食感の変化をつける．重度な摂食嚥下障害で，軟らかいペースト状の食事では口腔内に食べ物を置いたときに，その

比重が軽いと舌の上に食べ物が乗ったという感覚が鈍く，咀嚼や嚥下運動に移行しないこともある．リードスプーン（**図5**）などで舌を刺激しながら介助することも有用である．

6．食事に興味がわかない

食事の時間になったからと，キッチンに連れてこられ，食卓の椅子に連れてこられる．食席には座るけれど，目は周囲を気にしている．空腹感があるのかないのか，目は食事をみようとせず，空をみている．そんなときに，食事介助をしても口が開かなかったり，開口して口に食べ物が入っていても，何を食べているのかの認識は少ない．ここでは，食前から食べる準備は始まっている．在宅やユニットケアでは，炊飯やお味噌汁などのにおいは，食事を連想させる．箸やスプーンの食具を並べてもらったり，盛り付けを一緒にしたりと，食事の準備に参加するのも良い．

7．お茶をなかなか飲んでくれない

食事は食べるが，飲み物の拒否があるということがある．飲み物の拒否が嗜好の問題であれば，お茶や水などの味のないものではなく，イオン飲料やジュース，汁物など工夫して水分補給の確保をする．その場合でも，嚥下機能の評価をすると，嚥下機能低下から飲み物の拒否につながっていることもある．お茶や水はサラサラした液体だが，乳飲料や缶コーヒー，ジュース類は飲料そのものにわずかにとろみがついているものもあり，それが飲みやすさにつながっていることもある．お茶にもわずかにとろみをつけることで，口腔から咽頭への通過速度を遅くし，拒否がなくなる場合もある．飲まないという行為があっても，単に認知機能や嗜好の問題に片付けることなく，摂食嚥下機能も評価する必要がある．

また，前述の**表1**のように，食べるときには自然に味の異なるものを好む．食事を終え，最後にお茶を介助することがあるが，お茶ばかりを1口5cc（ティースプーン1杯）ずつ食事介助されると，その数口後には飽きてしまい，飲みたくなくなるのは当然の行為である．食事中から口腔や咽

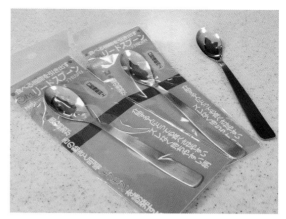

図5．リードスプーン

頭残留除去も期待して，お茶の交互嚥下を進めるなどして，食事としての水分摂取量の確保にもつながる．

8．食事の拒否がある，食べむらがある

目の前の食事を食べようとしない，いらない，という．食事時間を変えてみたり，食席を変えてみたり，食事介助してみたりと，色々とアプローチしているが，どれも反応はいまいちである．そんなとき，繰り返し食事介助の仕方，スプーンの大きさ，口への入れ方，介助の場所，食事エプロンのかけ方，食べているときの口の周囲の汚れなど，本人にとって何か不快なことはないだろうかと考える．

食事の拒否が続くと，栄養・水分がとりにくくなり，どうしても少量で高栄養の食事を考えがちになる．ごはんを食べていた人がお粥や軟菜食になり，栄養プリンなどが添えられるようになる．それでも食事はあまり進まず，身体機能の低下とともに時々むせるなどという症状が出てくると，誤嚥性肺炎を防ぐために，さらに食形態が落とされ，どんどん食事は軟らかいものになっていく．数日，十数日～数十日の月日を経て，あっという間に常食から嚥下食の対応になっているという話は少なくはない．

ここで，もう一度振り返る．この人はなぜ食事を拒否していたのだろうか．今，食事摂取量が進まない理由と最初に拒否が起きた理由は同じだろうか．認知機能の低下から拒否がみられていても，ある程度摂食嚥下機能が維持できていれば，また

環境を変えて軟らかい固形食を提供すると，意外にもまた拒否なく食べるということもある．普段から偏食が多かった人やこだわりが強い人には，それを汲みながら食事を提供する場合もある．なかなか食事が進まないけれどおやつはしっかり食べているという人には主食を麺類やパン，時にはおはぎなどにして対応するなどという場合もある．

摂食嚥下機能の低下に対応した食形態

認知症の摂食嚥下障害では，先行期（食べ物の認識，味や温度，硬さなどの判断，食事摂取動作の選択など）の問題が挙げられるが，病状が進行すると，先行期だけでなく，準備期や口腔期以降の問題も出現する．咀嚼や嚥下機能に問題が出てくれば，それに対応した食環境や食形態の調整が必要になる．

1．日本摂食嚥下リハビリテーション学会「嚥下調整食分類2013」

日本摂食嚥下リハビリテーション学会では，病院，施設，在宅医療および福祉関係者の共用を目的に，「嚥下調整食分類2013」を制定した．嚥下調整食分類2013は，嚥下調整食の食事ととろみについての段階を示したもので，段階を形態のみで示し，量や栄養成分の設定はない．コード0〜4までの7段階に分け，嚥下調整食を示している（図6，表2）．認知症が進むことで，摂食嚥下機能が低下し，誤嚥や誤嚥性肺炎のリスクが高くなる．摂食嚥下障害が重度であれば，リスクを勘案しながらその機能や段階に合わせた食形態での対応が必要になる．

1）コード0j

量や形に配慮してスプーンですくい（例：スライス状），そのまま口の中に運び，咀嚼に関連する運動は行わず嚥下すること（丸呑みすること）ができる食形態．残留した場合にも吸引が容易である物性（軟らかさ）であり，離水が少ないゼリー．誤嚥した際の組織反応や感染を考慮して，たんぱく質含有量が少ないものが望ましい．

2）コード0t

お茶や果汁にとろみ調整食品でとろみをつけたものである．なお，たんぱく質を含んだり，食品をペースト状にしたりしたものは，コード2となる．とろみの程度としては，原則的に，中間のとろみあるいは濃いとろみのどちらかが適している．

3）コード1j

咀嚼に関連する能力は不要で，スプーンですくった時点で適切な食塊状となっている．均質・なめらかで，離水が少ないゼリー・プリン・ムース状の食品である．

4）コード2

ペースト状の食品であるコード2の食品の種類は多いため，不均質さによって，2-1と2-2との細分類を行っている．一般にはミキサー食，ピューレ食，ペースト食と呼ばれていることが多い．管を通して胃に注入するようなミキサー食ではなく，スプーンですくうようなものを想定している．主食の例としては，とろみ調整食品でとろみ付けしたおもゆ，付着性が高くならないように酵素処理をしたミキサー粥などがある．

5）コード3

形はあるが，歯や補綴物がなくても押しつぶしが可能で，食塊形成が容易であり，口腔内操作時の多量の離水がなく，一定の凝集性があって咽頭通過時のばらけやすさがないもの．一般にはやわらか食などといわれ，舌でつぶせる硬さである．

6）コード4

上下の歯槽堤間で押しつぶすまたはすりつぶすことが必要で，舌と口蓋間で押しつぶすことは困難なもの．いわゆる歯茎でつぶせる硬さである．食材に配慮された煮込み料理，卵料理など，一般食でもこの段階に入るものも多数ある．一般に軟菜食，移行食と呼ばれるようなものがここに含まれ，主食の例としては，全粥や軟飯などがある．

2．その他の介護食分類

ほかにも，ユニバーサルデザインフードや高齢者ソフト食，特別用途食品の嚥下困難者用食品許

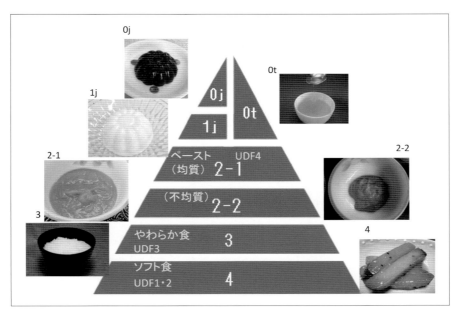

図 6. 嚥下調整食分類 2013(食事)

表 2. 嚥下調整食分類 2013(食事)

コード		名 称	形 態	目的・特色
0	j	嚥下訓練食品	均質で,付着性・凝集性・かたさに配慮したゼリー 離水が少なく,スライス状にすくうことが可能なもの	重度な症例に対する評価・訓練用.少量をすくって,そのまま丸飲み可能 残留した場合に吸引が容易.たんぱく質含有量が少ない
	t		均質で,付着性・凝集性・かたさに配慮したとろみ水 (原則的には中間のとろみorこいとろみ)	重度な症例に対する評価・訓練.少量ずつ飲むことを想定.たんぱく質含有量が少ない
1	j	嚥下調整食1	均質で,付着性・凝集性・かたさ,離水に配慮したゼリー・プリン・ムース状のもの	すでに適切な食塊状となっている.食塊移送の際に,口蓋に舌を押しつける必要がある.0jに対して,表面のざらつきあり
2	1	嚥下調整食2	ピューレ,ペースト,ミキサー食など,均質でなめらかで,べたつかず,まとまりやすいもの スプーンですくって食べることが可能なもの	簡単に食塊状になるもの(咽頭では残留,誤嚥をしにくいように配慮したもの)
	2		ピューレ,ペースト,ミキサー食など,べたつかず,まとまりやすいもの,不均質なども含む スプーンですくって食べることが可能なもの	
3		嚥下調整食3	形はあるが,舌で押しつぶしが容易,食塊形成・移送が容易.咽頭でばらけず,嚥下しやすいように配慮されたもの.多量の離水がない	舌と口蓋で押しつぶしが可能なもの.押しつぶしや送り込みの口腔機能を要し,かつ誤嚥のリスク軽減に配慮されたもの
4		嚥下調整食4	硬さ,ばらけやすさ,貼りつきやすさなどがないもの 箸やスプーンで切れるやわらかさ	上下の歯槽堤間で押しつぶすorすりつぶすことが必要で,舌と口蓋間で押しつぶすことは困難.

可基準,嚥下食ピラミッドがある.さらに,新しい介護食品の愛称でもあるスマイルケア食は,① 低栄養の状態または低栄養に陥る危険性が高いことにより,機能障害や健康状態を悪化させる懸念がある,② 噛むこと,飲み込むことという食べる機能に問題があるということに対して JAS 規格を整理した(図 7)[2].

最近ではドラックストアなどでも介護食品が流通されるようになったが,品数としてはまだまだ少ない.手に入れるには,通信販売が主流であり,渡辺商事(株)ハートフルフードの「しあわせ家族の楽しい食卓」〔http://www.heartfulfood.jp/〕

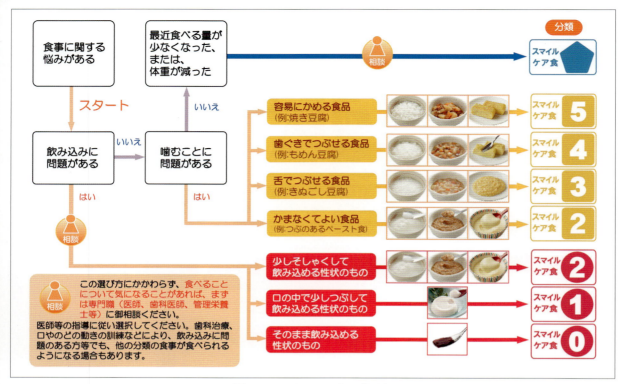

図 7. スマイルケア食の選び方

(文献 2 より)

や(株)ヘルシーネットワークの「はつらつ食品・にこにこ食品・いきいき食品」〔http://www.healthynetwork.co.jp/〕などがある．より具体的にどのように選べばいいのか聞きたいときは，かかりつけの管理栄養士に尋ねると良い．

おわりに

高齢者にとって，食は楽しみの1つである．認知症を発症し，普段は笑うことが少なくても，食事の時間は穏やかな表情になり，夢中で食べているなどということもある．食は「快刺激」である．

おいしい料理を楽しく食べるための食環境をつくりながら，摂食嚥下機能が低下してきたときには，個々の状態に合わせたおいしい食事を提供していきたい．

文　献

1) 若林秀隆(編著)：認知症のリハビリテーション栄養．pp. 68-70　医歯薬出版，2015．
2) 農林水産省：スマイルケア食の取り組みについて．〔http://www.maff.go.jp/j/shokusan/seizo/kaigo.html〕

特集／認知症高齢者の摂食嚥下リハビリテーション

認知症高齢者が食べられなくなったら

会田薫子*

Abstract 認知症の原疾患は数多く存在し，原疾患によっては摂食嚥下困難の理由も様々であり，複合的でもある．本稿では，人生の最終段階に至り摂食嚥下困難となった場合について，主にアルツハイマー型認知症の場合と，脳血管疾患後に意識障害が重篤な場合について述べる．アルツハイマー型認知症の最終段階において摂食嚥下困難な場合には，人工的水分・栄養補給法（AHN）を控えることが緩和ケアになり，経管栄養法の導入はかえって苦痛を与えることにつながりやすいので施行しないほうが良いと報告されている．一方，脳血管疾患後の場合には，脳内の障害部位によってその後のプロセスも摂食嚥下困難となる理由も大きく異なり得る．AHN によって年単位に生存期間の延長が可能な場合も少なくない．そうした場合は，本人の生活と人生および人生の集大成にとって何が大切なのかを十分に考慮して意思決定することが求められる．新たな医療技術が次々に開発され汎用される現代社会では，生存期間の延長を目指すことだけが医療の目的となるわけではない．そのような時代に一人ひとりのいのちを大切にするとはどのようなことなのかを考える．

Key words 人工的水分・栄養補給法（artificial hydration and nutrition），認知症（dementia），経管栄養法（tube-feeding），緩和ケア（palliative care），ナラティヴ（narrative）

はじめに

認知症の原疾患は数多く存在し，原疾患によっては食べられなくなる理由も様々であり，複合的でもある．原疾患の種類と段階によっては，摂食嚥下困難とみえても，医療やケアによって，再度，経口摂取が可能になるケースも少なくない．こうしたケースについては他稿が担当しているので，本稿では人生の最終段階に至り摂食嚥下困難となり，臨終に向かおうとしているケースについて述べる．

人工的水分・栄養補給法（artificial hydration and nutrition：AHN）が発達する以前の時代は，摂食嚥下困難という状態になれば，それは遠からず脱水によって死亡することを意味していた．

しかし現代では，AHN の方法として経腸栄養法も非経腸栄養法も複数開発され，それぞれの方法にさらなる創意工夫も施されている．こうした技術が進展した現代という時代には，摂食嚥下困難な患者を前にした医療者の多くが，何らかの AHN を施行すべきと考えるのは当然のようにも思える．水分と栄養は不可欠という認識は一般的なものだろう．しかし，そうした社会通念が医学・生理学的な事実に沿わないとき，患者は不利益を被ることになる．人生の最終段階における AHN 導入の是非をめぐる問題にはこうした側面があり，多くの市民と医療・介護従事者を日常的に悩ませてきた．

---

* Kaoruko AITA，〒113-0033 東京都文京区本郷 7-3-1　東京大学大学院人文社会系研究科死生学・応用倫理センター上廣講座，特任教授

主に医学的に判断可能な症例における人工的水分・栄養補給法

1. アルツハイマー型認知症の最終段階

この問題に関して，まず，アルツハイマー型認知症（Alzheimer's disease；AD）が高度に進行して終末期と判断される状態になったあとのAHNについて考えてみたい．認知症の原疾患のなかでADは最も一般的な疾患であり，現在，日本で診断される認知症の6割程度において，原疾患はADであるといわれている．

ADの最終段階とはどのようなものなのか．進行性で今のところ治療法がなく致死的な脳神経変性疾患であるADの進行過程を理解するためには，米国の老年医学者Reisbergによって作られたADの病期分類指標のFAST（functional assessment staging）が有用である．FASTは7段階の指標であり，FAST 1は正常で，数字が大きくなるほど病態が進行していることを意味する．更衣などの基本的日常生活動作（basic activities of daily living；BADL）に介助を要するようになるとFAST 6と診断され，FAST 6以上を高度認知症と呼んでいる．

さらにADが進行するとFAST 7の段階に入る．FAST 7は(a)～(f)まで6段階に小分類されており，FAST 7(a)は発する言葉が最大6語程度になってきた段階であり，それが1語程度になるとFAST 7(b)と診断される．FAST 7(c)は歩行能力が失われた段階であり，FAST 7(d)は介助によって着座してもその姿勢を維持するのが困難（座位保持困難）となった段階で，さらに進行して表情が消失するとFAST 7(e)となり，FAST 7(f)は昏迷および昏睡の状態である．ADの終末期はFAST 7(d)～(f)と考えるのが一般的である[1]．

ADに関して日本よりも研究知見の蓄積が厚い欧米諸国の医学会やアルツハイマー協会は，ADでは終末期になるまで摂食可能なことが多いが，可能な限りの食事介助を工夫しても，いよいよ食べることができなくなったら，それは本人の生命が生物学的に終わりに近づいていることを意味しているので，その段階で胃ろう栄養法や経鼻経管栄養法を行うと本人の身体にはかえって負担になると各種ガイドラインで記している．

2. 終末期にAHNを行わないことは緩和ケア

この段階で食べることができなくなった場合に，胃ろう栄養法も経鼻経管栄養法も行わないとなると，AHNに関してはどのように考えればよいのだろうか．もちろん，中心静脈栄養法（TPN）を行うということではないと欧米諸国の各種ガイドラインに記されている．例えば，その1つであるオーストラリア政府の「高齢者介護施設における緩和医療ガイドライン」[2]は，「AD末期で嚥下困難になった患者に対する最も適切なアプローチは，死へのプロセスを苦痛のないものにすることである．胃ろうや経鼻チューブによる経管栄養法も輸液も実施しないほうが最期の段階の苦痛が少なくて済む．死が迫った高齢者に胃ろう造設すべきでない」と述べている．

医学・生理学的にいえば，老衰やADの終末期にはAHNを行わずに看取るのが本人にとって最も苦痛の少ない最期につながるのである．その理由として，余分な輸液を行わないことによる気道内分泌物の減少と，吸引回数の減少，気道閉塞リスクの低下や，心臓や肺への負担の低下，脳内麻薬と呼ばれるβエンドルフィンやケトン体の増加による鎮痛鎮静作用が挙げられる．つまり，AHNを行わないことは「餓死させること」ではなく緩和ケアであり，自然に委ねることで安らかな最期を実現することができるのである[3]．つまり，緩和ケアの観点から，これが最も適切な選択肢と考えられるのである．

それにもかかわらず，介護施設などで食事介助の人手が不足しているために胃ろう栄養法が行われている現状に対し，米国老年医学会は2013年に学会ガイドラインを改訂[4]し，さらに2014年には新しい研究知見を加えてガイドラインを再改定し，「食事介助に努め，それが不可能になった段階では経管栄養法を行わないことが本人のためなの

だから，胃ろうや経鼻チューブによる経管栄養法は行わないように」[5]と強調した．

米国などの西洋諸国のガイドラインがAD末期に胃ろう栄養法や経鼻経管栄養法を行わないように勧告していることに関して，日本の一部の医療関係者は，西洋諸国ではケアのレベルが低いのでAD末期の患者に胃ろう栄養法を施行した場合の予後は不良だが，日本ではケアのレベルが高いのでAD末期患者でも胃ろう栄養法によって年単位で生存する，したがって西洋のガイドラインは日本では適用できないと主張してきた．しかしこれは，適切でないデータ収集と分析を元にした不適切な主張といえる．ADについては，欧米，特に米国における鑑別診断と研究の蓄積は日本よりも厚いことは広く知られている．

もっとも，すべての症例において個々に検討することは重要なことであり，AD末期と鑑別診断されていても，胃ろう栄養法などによって生存期間が延長される場合はゼロではないので，肺炎の罹患歴と家族の希望によっては，胃ろう栄養法を検討の対象とすることはあり得るだろう．

3．人工的水分・栄養補給法の差し控えや終了は適切な選択肢

AHNを行わないという意思決定は，終末期医療とケアにかかわる判断のなかでも特に難しいといわれている．それは，AHNは食事の代替であり，その提供はケアの象徴と認識されることが多いからである．上記の調査のように，その差し控えや終了は「餓死させること」に相当する非倫理的なことと認識している医療・介護従事者がまだみられる．医療者がこのような認識を有しているとき，家族に対し，AHNを差し控えて看取ることは選択肢として提示されず，チューブ栄養法などが行われる．

何らかの医療が行われるとき，その効果よりも医療行為を実施したという事実に重きが置かれることも少なくない．自然な経過の先にある死を受け入れることに対する心の抵抗が，医療行為の継続を呼び，患者の不利益に帰することが少なくないのが現代医療の特徴の1つである[6]．

日本老年医学会は，終末期医療とケアの学会ガイドラインである「立場表明2012」[7]とAHNの意思決定プロセス・ガイドラインである「高齢者ケアの意思決定プロセスに関するガイドライン―人工的水分・栄養補給の導入を中心として」[8]のなかで，AHNも含め本人の益にならない医療行為を差し控えたり，一旦開始したあとでもその医療行為を終了して看取ることは，適切な臨床上の選択肢としている．

医学的判断が困難な症例における人工的水分・栄養補給法

1．「終末期」の判断の困難さ

認知症には原疾患が数多く，上述のADのように致死的な神経変性疾患もあれば，脳血管疾患のようにそれのみでは死に至るとは限らない場合もある．それゆえ，「認知症の終末期」が指す状態は一様ではなく，AHNを含め様々な治療法の適応を考える際には慎重さが求められる．

患者のなかにはADを持ちながら脳血管疾患をも発症し，混合型の認知症を有している人も少なくない．そうした混合型の場合も同様に慎重な判断が求められる．また，現在，日本では鑑別診断がまだ十分ではないとされているレビー小体型認知症の場合の摂食嚥下困難については研究が十分とはいえない段階である．

このように，医学的な「終末期」の判断がつかず，人生の最終段階をどのように支えるべきかを医学的に判断することが困難な場合，医療・介護従事者も家族も，どう考えたら良いのか頭を悩ませる．そうした場合の典型的なケースに，脳血管疾患後に寝たきりで意思疎通困難な場合がある．

これらのケースのなかには，生命維持治療を継続すれば生命予後は年単位とみられる場合もある．しかし，生存期間を延ばしても本人のつらさが増し，本人らしさが損なわれ，尊厳が侵されると懸念されることも少なくない．このような場合に本人の最善を実現する選択に至るためには，何

をどう考えれば良いのだろうか．

2．生存期間延長の意味の多様性─生命よりも人生が優位

標準的な医師の視点からは，こうした患者は生命予後の長さから「終末期」とは判断されず治療が行われる．現在，日本ではこうした患者の多くに経皮内視鏡的胃ろう造設術(percutaneous endoscopic gastrostomy；PEG)が施行され，胃ろう栄養法が導入されている．PEG を施行して開始する胃ろう栄養法は，AHN として医学的有効性が高く生存期間の延長効果も高いことが示されている．

しかし，重度の脳血管疾患によって意識障害が重篤な場合に，その状態で生存期間が延長することをどのように考えれば良いのだろうか．意識を回復しないまま生存期間が延びた場合に，延びた期間をどのように評価すれば良いのか．生存していることに意味があると考えるべきか？それとも，このような状態で生存期間が延びるのは本人の人生にとって益ではないと考えるべきか？または別の考え方をすべきか？いずれにしても，どのように捉えるかということは，本人と家族らの価値や死生観による．生命維持のための医療をめぐる問いは，医学だけでは判断できない性質をもつ．

従来，生存期間の延長は医学・医療の目標であり，延命を可能にする医療行為は実施するのが当然であり，そうしなければ医の倫理に反するという認識を持つ医療者が少なくなかった．そして，生存期間の延長を目指す医療を行った結果，本人が望まない延命医療を受ける状態で生き続けることになったとしても，それを言語化することはほとんどなかった．

しかし今，こうしたあり方の見直しが迫られている．そこで筆者は，医学的な効果の意味を本人の目からみることを提案している．それは，標準的な医学的適応を本人の QOL の観点で捉え直すということであり，日本老年医学会の高齢者終末期医療のガイドラインである「立場表明 2012」がいうように，「本人の満足を物差しに」考えるということである．

その際のアプローチとして，清水哲郎の「生命の二重の見方」理論が役に立つ．これは，「人の生命は生物学的生命(biological life)を土台に，物語られるいのち(biographical life)が関係する人々の物語りと重なり合いながら形成されている」という考え方である[9]．物語り(註)はナラティブ(narrative)ともいう．人は誰でも思想・信条，価値，人生観・死生観などをもち，それを反映した個別で多様な人生の物語りを生きている．本人らしさや QOL を決めるのは物語られるいのちであり，したがって，生物学的な生命の重要性を決めるのも物語られるいのちである．生命は人生の土台であり，より良い人生を生きていくために生命があるという考え方である．一言でいうならば，生命よりも人生が優位ということである．

もちろん，生物学的生命そのものに価値があり，生命は存在することそのものが重要であるという考え方もある．そのような考え方は特定の宗教的教義に依拠する場合もあれば，個人的な思想・信条による場合もある．「生命の二重の見方」理論はこうした考え方を否定するものではない．個人の考え方はそれぞれ尊重されるべきであることはいうまでもない．

大切なのは，患者の生物学的生命と物語られるいのちについて考えるときに，尊重すべきは患者本人の価値や人生観・死生観であり，医療者の価値ではないということである．生物学的生命そのものに価値があると信じる医療者が，その価値を患者側に押し付けることは倫理的に不適切である．臨床現場では患者の視点から事象を捉えることが重要であり，「生命の二重の見方」理論はその理解に役立つと思われる．

従来の医学中心の考え方から発想を転換するために，近年は「終末期」という用語を使わずに「エンドオブライフ(end-of-life；EOL)」や「人生の最

註：「物語り」は「物語」とも「ナラティブ(narrative)」ともいう．送り仮名の「り」をつける「物語り」は，語るという動詞に着目した用語である．

終段階」という用語を使用することが推奨されるようになった．

厚生労働省も2007年に公表した「終末期医療の決定プロセスに関するガイドライン」[10]を，2015年に「人生の最終段階における医療の決定プロセスに関するガイドライン」[11]と改称した．同ガイドラインではその名称と内容において「終末期医療」が「人生の最終段階における医療」に更新されたが，その他の変更は一切ない．厚生労働省は「人生の最終段階における医療」という表現について，「最期まで尊厳を尊重した人間の生き方に着目した医療」という意味であると解説している．

「終末期」の定義は医学的なものであり，生物学的生命に着目したものといえる．一方，「EOL」や「人生の最終段階」は物語られるいのちに着目した表現といえる．「EOL」や「人生の最終段階」という用語は，生物学的生命のレベルに着目して死が間近かどうかだけに焦点をあてて判断しようとせず，本人の生き方を尊重し，最終段階の医療の意味を本人の人生の視点から判断するために有用である．

3．意思決定の要諦

生物学的生命のレベルにおいて，病態生理学的データや医学的証拠（evidence）は最も重要である．そして，臨床上の意思決定においては，そのevidenceを活かすことが大切である．Evidenceを活かす目的は，本人の人生の物語り，つまり，narrativeを充実させることにある．そのように認識すると，医療行為の目的が明確になるといえる[12]．

筆者も関与した日本老年医学会の研究班（班長：大内尉義）は「高齢者ケアの意思決定プロセスに関するガイドライン―AHNの導入を中心として」の策定にあたり，「生命の二重の見方」理論に基づく意思決定を前提として，AHNを導入するかどうかという意思決定に際しては，「本人の人生をより豊かにする，少なくともより悪くしないことを目指す」，「AHNの導入・差し替え・導入後の減量・中止について，本人の人生にとっての益と害の観点で評価する」ことを推奨している．また，本人・家族らと医療・介護従事者らが本人の最善をめぐってより良いコミュニケーションを取り，納得できる合意形成，すなわち共同の意思決定に至ることを推奨している．これは，厚生労働省の「人生の最終段階における医療の決定プロセスに関するガイドライン」の趣旨と同様である．

また，清水と筆者は，患者・家族と医療・ケアチーム間のより良いコミュニケーションを支援するため，『高齢者ケアと人工栄養を考える―本人・家族のための意思決定プロセスノート』[13]を刊行した．同書の第1部では生物学的生命のレベルで考え，それを踏まえて第2部では物語られるいのちからみて判断することが可能なように作られている．

おわりに―臨床倫理の要諦

医療者が臨床で倫理的であろうとする際の要諦は，本人にとっての最善を実現しようとする姿勢にある．それは本人の価値や人生観・死生観を反映した人生の物語りを尊重しようとする姿勢である．そのようにして本人の最善を探りつつ医療・介護従事者と家族が合意したことについて，司直が関与する心配はないといえる．現場の当事者が国や学会のガイドラインに沿って適切に意思決定プロセスを踏み，医学的かつ臨床倫理的に適切だと判断し合意に至ったことが，法に咎められるはずはないのである．筆者らの研究班が上記の趣旨に関して法律家に意見を求めたところ，氏名を公表して賛同を表明した法律家がほとんどであった．

さらに，厚生労働省が2007年にガイドラインを公表した後，日本老年医学会の前述の2つのガイドラインのほか，様々な医学会からガイドラインが発表されたが，それらに沿って治療の終了を意思決定し実践した症例について，刑事事件化したケースはこの10年以上にわたり1件もない．

新たな医療技術が次々に開発され汎用される現代の日本では，より長く生命を存続させることだ

けが医療の目的となるわけではない[14]. そのような時代に一人ひとりの生命と尊厳を大切にするとはどのようなことなのか, 率直で真摯な話し合いが臨床現場で必要とされている[15].

文 献

1) 石束嘉和：高度アルツハイマー型認知症についてどう考えるか. *Clinician*, **87**：1141-1144, 2007.
2) Australian Government National Health and Medical Research Council：Guidelines for a palliative approach in residential aged care. Enhanced version―May 2006.〔http://www.nhmrc.gov.au/_files_nhmrc/file/publications/synopses/pc29.pdf〕
3) Ahronheim JC：Nutrition and hydration in the terminal patient. *Clin Geriat Med*, **12**：379-391, 1996.
4) American Geriatrics Society：Feeding Tubes in Advanced Dementia Position Statement. 2013.
5) American Geriatrics Society Ethics Committee and Clinical Practice and Models of Care Committee：American Geriatrics Society feeding tubes in advanced dementia position statement. *J Am Geriatr Soc*, **62**：1590-1593, 2014.
6) Aita K, et al：Physicians' attitudes about artificial feeding in older patients with severe cognitive impairment in Japan：a qualitative study. *BMC Geriatr*, **7**：22, 2007.
7) 日本老年医学会：「高齢者の終末期の医療およびケア」に関する日本老年医学会の「立場表明」. 日老医誌, **49**：381-386, 2012.
8) 日本老年医学会：高齢者ケアの意思決定プロセスに関するガイドライン―人工的水分・栄養補給の導入を中心として, 2012.〔http://www.jpn-geriat-soc.or.jp/info/topics/pdf/jgs_ahn_gl_2012.pdf〕
9) 清水哲郎：生物学的〈生命〉と物語られる〈生〉―医療現場から. 哲学, **53**：1-14, 2002.
10) 厚生労働省：終末期医療の決定プロセスに関するガイドライン, 2007.
11) 厚生労働省：「人生の最終段階における医療の決定プロセスに関するガイドライン」リーフレット, 2015.〔http://www.mhlw.go.jp/file/04-Houdouhappyou-10802000-Iseikyoku-Shidouka/0000079905.pdf〕
12) 会田薫子：胃ろうの適応と臨床倫理―一人ひとりの最善を探る意思決定のために. 日老医誌, **49**：130-139, 2012.
　Summary 医学的証拠を踏まえ, 本人の人生の物語りをより豊かにするための胃ろう栄養法の選択について論じられている.
13) 清水哲郎, 会田薫子：高齢者ケアと人工栄養を考える―本人・家族のための意思決定プロセスノート, 医学と看護社, 2013.
　Summary 摂食嚥下困難となった高齢者に対し, どのような人工的水分・栄養補給法を選択すべきか, 本人の意思を中心に, 本人の人生の物語りを豊かにするための選択について考える際に使用するノート. Advance care planning の実践にも役立つ.
14) 会田薫子：延命医療と臨床現場―人工呼吸器と胃ろうの医療倫理学, 東京大学出版会, pp. 147-223, 2011.
　Summary 臨床現場の医師 65 名を対象として実施したインタビュー調査に基づいた研究知見が記述されている. 臨床実践を踏まえて問題を分析, 改善策を提示している.
15) 清水哲郎：臨床倫理エッセンシャルズ. 東京大学大学院人文社会系研究科死生学・応用倫理センター上廣講座臨床倫理プロジェクト, 2012.

Monthly Book Medical Rehabilitation 増刊号 No.163

もう悩まない！
100症例から学ぶ
リハビリテーション評価のコツ

編集企画／里宇明元・辻川将弘・杉山 瑤・堀江温子

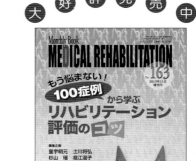

大好評発売中

MB Med Reha No. 163
2013年11月号
B5判 454頁
定価：4,900円＋税

リハ臨床において重要な位置を占める評価．
膨大な評価項目の中からどの評価を，どの時点で，どのように活用するのか，少ない診療時間の中で，優先度をどこに置き，どのように予後予測やリハ処方に結び付けていくのか，悩むところではないでしょうか．
本書では，実際の診療の流れに沿って，症例ごとに優先度がどこにあるのかが押さえられます．評価の流れをマスターしたい初学者のみならず，セラピスト，連携する他科の先生方などにも是非とも読んで頂きたい1冊です！

Contents

＜総　論＞
評価のポイント／診察のポイント／処方のポイント／ADL・IADLの評価／QOL の評価

＜各　論＞
- Ⅰ．脳血管障害：急性期（軽度例）／急性期（重度例）／回復期（ゴールが歩行レベル）／回復期（ゴールが車いす介助レベル）／生活期（介護度が非常に高い例）／生活期（ゴールが復職）／慢性期の上肢麻痺例／複合障害例／併存疾患（透析例）／排尿障害例／自動車運転の可否の判断を要する例
- Ⅱ．高次脳機能障害：前頭葉症状／失語症／半側空間無視／注意障害／記憶障害／失認（視覚失認）／失行（limb apraxia）／低酸素脳症（意欲発動性低下例）
- Ⅲ．痙　縮：脳卒中上肢／脳卒中下肢／脊髄損傷（ITB）／脳性麻痺例
- Ⅳ．嚥下障害：ワレンベルグ症候群（延髄外側梗塞）／高齢者の肺炎／頭頚部腫瘍術後／胃瘻の適応となる例
- Ⅴ．脊髄損傷：高位頚髄損傷例（呼吸器管理）／C6頚髄損傷例／対麻痺例（車いすレベル）／対麻痺例（歩行レベル）／高齢の不全頚髄損傷例／自律神経過反射／排尿障害（核上性）／排便障害／褥瘡／異所性骨化
- Ⅵ．運動器疾患等：関節リウマチ（初期例）／関節リウマチ（進行例）／肩関節周囲炎／肩関節スポーツ外傷／肘関節スポーツ障害／手指骨小頭離断性骨軟骨炎）／手指屈筋腱損傷／慢性腰痛／膝関節スポーツ外傷／変形性膝関節症／骨粗鬆症／脊椎圧迫骨折／多発外傷／熱傷／肩手症候群／全身性硬化症（PSS）／多発性筋炎／大腿骨頚部骨折／腕神経叢麻痺
- Ⅶ．高齢者：高齢者の廃用症候群
- Ⅷ．切断・義肢：大腿切断／下腿切断／上肢切断：前腕切断（極短断端）例／小児切断（筋電義手）：先天性前腕欠損例
- Ⅸ．装　具：下肢装具の選択／上肢スプリントの選択
- Ⅹ．呼　吸：慢性閉塞性肺疾患（COPD）／間質性肺疾患
- Ⅺ．循環器：急性心筋梗塞／心不全
- Ⅻ．顔面神経麻痺：顔面神経麻痺
- ⅩⅢ．神経筋疾患：パーキンソン病（Hoehn-Yahr stage Ⅰ・Ⅱ）／パーキンソン病（Hoehn-Yahr stage Ⅲ・Ⅳ）／筋ジストロフィー（歩行可能レベル）／筋ジストロフィー（車いすレベル）／ギラン・バレー症候群／筋萎縮性側索硬化症（ALS）／電気式人工喉頭例／脊髄小脳変性症（SCD）／多系統萎縮症（MSA）（軽症～中等度例）／脊髄小脳変性症（SCD）／多系統萎縮症（MSA）（重症例）／呼吸管理例／ジストニア（体幹）／痙性斜頚／書痙
- ⅩⅣ．がん・リンパ浮腫：骨転移／リンパ浮腫／食道がん周術期／造血幹細胞移植例
- ⅩⅤ．小　児：脳性麻痺（成長後の歩行困難例）／脳性麻痺（座位保持困難例）／二分脊椎／外反扁平足／特発性側弯症／運動発達遅滞／言語発達遅滞／発達障害／NICU例／ダウン症候群
- ⅩⅥ．栄　養：低栄養例
- ⅩⅦ．在宅・退院：退院に必要な評価（家屋評価など）
- ⅩⅧ．その他：遷延性意識障害／抑うつが問題となった例／転換症状例／透析例

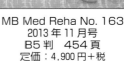

診療前にサッと予習！
外せない評価項目とポイントがパッとわかる！

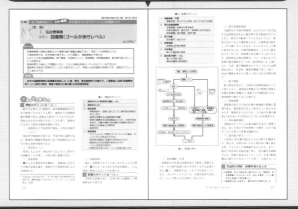

（株）全日本病院出版会

〒113-0033　東京都文京区本郷3-16-4
TEL：03-5689-5989　FAX：03-5689-8030

おもとめはお近くの書店または弊社ホームページ（http://www.zenniti.com）まで！

ピン・ボード

リハ栄養フォーラム 2018

＜高松＞
日　時：8月25日（土）12：30〜16：30
場　所：サンポートホール高松　第1小ホール
定　員：300名
受講料：3000円（税込）
お申込み：下記Webサイトよりお申込みください。
URL：http://e-toroku.jp/rihaeiyo2018/

第23回日本ペインリハビリテーション学会学術大会

会　期：2018年9月22日（土）・23日（日）
会　場：九州大学医学部　百年講堂
大会長：坂本淳哉（長崎大学大学院医歯薬学総合研究科）
大会テーマ：新たなステージへの挑戦—慢性疼痛の予防戦略—
参加費：会員：10,000円　非会員：12,000円
　　　　学生：1,000円
学術大会HP：http://www.painreha.com
主　催：一般社団法人日本ペインリハビリテーション学会
問い合わせ先：
　第23回日本ペインリハビリテーション学会学術大会事務局
　〒852-8520　長崎県長崎市坂本1丁目7-1
　長崎大学大学院医歯薬学総合研究科　理学療法学分野内
　TEL&FAX：095-819-7964
　E-mail：23rdpainreha@gmail.com
開催にあたって：
　高齢者も含めた幅広い年代の国民が運動器の慢性疼痛に悩まされている現状を打破するためには，これまでに蓄積されてきた知見を整理するとともに，新たに「予防」の視点に立った治療戦略を確立する必要があります．多職種，多領域の方々とディスカッションできるようシンポジウムや特別企画を準備しています．多くの皆様のご参加をお待ちしております．

第21回日本低侵襲脊椎外科学会学術集会

会　期：2018年11月29日（木）〜30日（金）
会　場：グランドプリンスホテル高輪
会　長：石井　賢（国際医療福祉大学医学部整形外科学）
テーマ：次世代への挑戦
参加費：医師：10,000円　コメディカル：5,000円
演題締切日：2018年7月31日（予定）
ホームページ：http://jasmiss2018.umin.ne.jp/
事務局：国際医療福祉大学医学部整形外科学
　〒108-8329　東京都港区三田1-4-3
　TEL：03-3451-8121　FAX：03-3454-0067
　E-mail：jasmiss2018-office@umin.ac.jp
　事務局長：船尾　陽生
運営事務局：株式会社ドゥ・コンベンション
　〒101-0063　東京都千代田区神淡路町2-23-5F
　TEL：03-5289-7717　FAX：03-5289-8117
　E-mail：jasmiss2018-office@umin.ac.jp
　担当：倉内　大輔

第32回日本靴医学会学術集会

会　期：2018年9月23日（日）〜24日（月，祝）
会　場：国際ファッションセンター KFC Halls & Rooms
　〒130-0015　東京都墨田区横網1丁目6-1
　（ウェブサイト：www.tokyo-kfc.co.jp/，電話：03-5610-5801）
会　長：大関　覚（獨協医科大学埼玉医療センター第一整形外科主任教授）
テーマ：『機能する靴は美しい』
プログラム：シンポジウム1　ファッションシューズに求められる機能と靴医学的課題
　シンポジウム2　ランニングシューズに求められる機能と靴医学的課題
　一般演題
招待講演：James W. Brodsky, MD（Clinical Professor of Orthopaedic Surgery, University of Texas Southwestern Medical School）
"Sexy Shoes and Painful Feet : Science versus Fashion"
Il-Hoon Sung, MD（Professor, Department of Orthopaedic Surgery, College of Medicine, Hanyang University）
"Conservative and surgical treatment for Hallux valgus."
教育講演：片桐　一元（獨協医科大学埼玉医療センター皮膚科主任教授）
「見つけてほしい足部の皮膚障害」
共催セミナー：橋本　健司（慶應義塾大学スポーツ医学研究センター准教授）
「歩行とランニングのバイオメカニクス—その時靴は何をしているのか—」
生駒　和也（京都府立医科大学大学院医学研究科運動器機能再生外科学講師）
「成人期扁平足の病態と治療—装具療法を中心に—」
日整会教育研修講演：招待講演，教育講演，共催セミナーの合計で5単位を申請中
参加費：一般（会員・非会員）　￥12,000
　　　　学生（学部生・大学院生，医師を除く）　￥5,000
運　営：第32回日本靴医学会学術集会実行委員会
　〒343-8555　埼玉県越谷市南越谷2-1-50
　獨協医科大学埼玉医療センター　第一整形外科医局内
　TEL：048-965-8545　FAX：048-965-4700
　E-mail：kutsu32@icloud.com
ウェブサイト：http://www.dokkyomed.ac.jp/dep-k/orthop/32JSMSF/

第24回日本摂食嚥下リハビリテーション学会学術大会

会　期：2018年9月8日（土）〜9日（日）
会　場：仙台国際センター及び東北大学百周年記念会館川内萩ホール
会　長：出江紳一（東北大学大学院医工学研究科リハビリテーション医工学分野教授／東北大学大学院医学系研究科肢体不自由学分野教授）
テーマ：「集い，語り，動く―摂食嚥下の地域リハビリテーション―」
ホームページ：http://www.c-linkage.co.jp/jsdr2018/
プログラム（予定）：
会長講演
会長指定講演
　「地域包括ケアとしての摂食嚥下リハビリテーション」
教育講演
　1．「栄養・サルコペニア」
　2．「摂食嚥下のリハビリ訓練（直接訓練，間接訓練）」
　3．「口腔と咽頭の清浄化」
　4．「不顕性誤嚥・誤嚥性肺炎の原因と対処」
　5．「嚥下障害にまつわる倫理的な諸問題」
　6．「嚥下障害者と内服」
　7．「嚥下障害の摂食介助」
　8．「嚥下の神経生理」
　9．「耳鼻科医の嚥下手術」
　10．「嚥下評価の最新技術」
　11．「舌圧」
シンポジウム
　1．「認知症の経口摂取維持」
　2．「地域連携と嚥下障害」
　3．「コーチングによる多職種連携の促進と患者体験（Patient Experience）に基づく医療の質評価」
　4．「がんの終末期における経口摂取」
パネルディスカッション
　1．「嚥下調整食：病院で，施設で，在宅での継続と工夫」
　2．「心身障害児の経口摂取と栄養管理」
　3．「摂食嚥下のプロジェクトX：臨床で有用な機器・食品を開発・商品化する＜バイオデザイン関連企画＞」
　4．「ワレンベルク症候群の予後予測」
スキルアップセミナー
　2．「KTバランスチャートについて」
ワークショップ
　「災害時の摂食嚥下への対応」
ハンズオンセミナー
　「言語聴覚士のための気管切開の管理法」
実演セミナー
　「嚥下食調理の実際」

市民公開講座：
　日　時：2018年9月9日（日）　13：00〜15：00
　会　場：第1会場（川内萩ホール）
　テーマ：「スマートエイジング」
　司　会：出江紳一
　演　者：川島隆太（東北大学加齢医学研究所所長）
　参加費：無料　事前のお申込みは不要です．

Japan-Korea Joint Symposium：
　Date：September 7th, 2018
　Venue：Tohoku University Centennial Hall
　President：Shin-ichi Izumi, M.D. Ph.D.（Tohoku University）
　Registration Fee：Participant JPY 5,000
　　　　　　　　　Student JPY 3,000
　Program：14：00-Opening remarks
　　　　　　14：10-15：25 Session 1
　　　　　　15：25-15：50 Poster Viewing & Coffee break
　　　　　　15：50-17：55 Session 2
　　　　　　17：55-Closing remarks

学術大会事務局：東北大学大学院医学系研究科肢体不自由学分野
　〒980-8575　仙台市青葉区星陵町2-1
　TEL：022-717-7338

運営事務局：株式会社コンベンションリンケージ LINKAGE 東北内
　〒980-6020　仙台市青葉区中央4-6-1 SS30ビル20階
　TEL：022-722-1657　FAX：022-722-1658
　E-mail：jsdr2018@c-linkage.co.jp

FAXによる注文・住所変更届け

改定：2015年1月

　毎度ご購読いただきましてありがとうございます．
　読者の皆様方に小社の本をより確実にお届けさせていただくために，FAXでのご注文・住所変更届けを受けつけております．この機会に是非ご利用ください．

◆ご利用方法
　FAX専用注文書・住所変更届けは，そのまま切り離してFAX用紙としてご利用ください．また，注文の場合手続き終了後，ご購入商品と郵便振替用紙を同封してお送りいたします．**代金が5,000円をこえる場合，代金引換便とさせて頂きます**．その他，申し込み・変更届けの方法は電話，郵便はがきも同様です．

◆代金引換について
　本の代金が5,000円をこえる場合，代金引換とさせて頂きます．配達員が商品をお届けした際に，現金またはクレジットカード・デビットカードにて代金を配達員にお支払い下さい（本の代金＋消費税＋送料）．（※年間定期購読と同時に5,000円をこえるご注文を頂いた場合は代金引換とはなりません．郵便振替用紙を同封して発送いたします．代金後払いという形になります．送料は定期購読を含むご注文の場合は頂きません）

◆年間定期購読のお申し込みについて
　年間定期購読は，1年分を前金で頂いておりますため，代金引換とはなりません．郵便振替用紙を本と同封または別送いたします．送料無料，また何月号からでもお申込み頂けます．
　毎年末，次年度定期購読のご案内をお送りいたしますので，定期購読更新のお手間が非常に少なく済みます．

◆住所変更届けについて
　年間購読をお申し込みされております方は，その期間中お届け先が変更します際，必ずご連絡下さいますようよろしくお願い致します．

◆取消，変更について
　取消，変更につきましては，お早めにFAX，お電話でお知らせ下さい．
　返品は，原則として受けつけておりませんが，返品の場合の郵送料はお客様負担とさせていただきます．その際は必ず小社へご連絡ください．

◆ご送本について
　ご送本につきましては，ご注文がありましてから約1週間前後とみていただきたいと思います．お急ぎの方は，ご注文の際にその旨をご記入ください．至急送らせていただきます．2～3日でお手元に届くように手配いたします．

◆個人情報の利用目的
　お客様から収集させていただいた個人情報，ご注文情報は本サービスを提供する目的（本の発送，ご注文内容の確認，問い合わせに対しての回答等）以外には利用することはございません．

　その他，ご不明な点は小社までご連絡ください．

株式会社 全日本病院出版会　〒113-0033 東京都文京区本郷3-16-4-7F
電話03(5689)5989　FAX03(5689)8030　郵便振替口座 00160-9-58753

FAX 専用注文書

ご購入される書籍・雑誌名に○印と冊数をご記入ください

5,000円以上代金引換

○	書籍名	定価	冊数
	ゼロからはじめる！ Knee Osteotomy アップデート 【新刊】	¥11,880	
	イラストからすぐに選ぶ 漢方エキス製剤処方ガイド 【新刊】	¥5,940	
	化粧医学—リハビリメイクの心理と実践— 【新刊】	¥4,860	
	Non-Surgical 美容医療超実践講座	¥15,120	
	ここからスタート！睡眠医療を知る—睡眠認定医の考え方—	¥4,860	
	Mobile Bearing の実際—40年目を迎える LCS を通して—	¥4,860	
	髄内釘による骨接合術—全テクニック公開，初心者からエキスパートまで—	¥10,800	
	カラーアトラス 爪の診療実践ガイド	¥7,776	
	睡眠からみた認知症診療ハンドブック—早期診断と多角的治療アプローチ—	¥3,780	
	肘実践講座 よくわかる野球肘 肘の内側部障害—病態と対応—	¥9,180	
	複合性局所疼痛症候群（CRPS）をもっと知ろう	¥4,860	
	医療・看護・介護で役立つ嚥下治療エッセンスノート	¥3,564	
	こどものスポーツ外来—親もナットク！このケア・この説明—	¥6,912	
	快適な眠りのための睡眠習慣セルフチェックノート	¥1,944	
	野球ヒジ診療ハンドブック—肘の診断から治療，検診まで—	¥3,888	
	見逃さない！骨・軟部腫瘍外科画像アトラス	¥6,480	
	パフォーマンス UP！ 運動連鎖から考える投球障害	¥4,212	
	医療・看護・介護のための睡眠検定ハンドブック	¥3,240	
	肘実践講座 よくわかる野球肘 離断性骨軟骨炎	¥8,100	
	これでわかる！スポーツ損傷超音波診断 肩・肘＋α	¥4,968	
	達人が教える外傷骨折治療	¥8,640	
	症例から学ぶ 実践 脳卒中リハビリテーション	¥4,968	
	ここが聞きたい！スポーツ診療 Q＆A	¥5,940	
	見開きナットク！フットケア実践 Q＆A	¥5,940	
	高次脳機能を鍛える	¥3,024	
	最新 義肢装具ハンドブック	¥7,560	
	訪問で行う 摂食・嚥下リハビリテーションのチームアプローチ	¥4,104	

バックナンバー申込（※ 特集タイトルはバックナンバー 一覧をご参照ください）

❀メディカルリハビリテーション(No)
No_____ No_____ No_____ No_____ No_____
No_____ No_____ No_____ No_____ No_____

❀オルソペディクス(Vol/No)
Vol/No_____ Vol/No_____ Vol/No_____ Vol/No_____ Vol/No_____

年間定期購読申込

❀メディカルリハビリテーション　　　　　No.　　　　　から

❀オルソペディクス　　　　　Vol.　　　No.　　　から

TEL：（　　）　　　　FAX：（　　）

ご住所　〒

フリガナ

お名前　　　　　　　　　　　要捺印　　診療科目

FAX 03-5689-8030 全日本病院出版会行

FAX 03-5689-8030 全日本病院出版会行

年　月　日

住所変更届け

お名前	フリガナ
お客様番号	毎回お送りしています封筒のお名前の右上に印字されております8ケタの番号をご記入下さい。
新お届け先	〒　　　　都道府県
新電話番号	（　　）
変更日付	年　月　日より　　　月号より
旧お届け先	〒

※　年間購読を注文されております雑誌・書籍名に✓を付けて下さい。
- ☐ Monthly Book Orthopaedics （月刊誌）
- ☐ Monthly Book Derma. （月刊誌）
- ☐ 整形外科最小侵襲手術ジャーナル （季刊誌）
- ☐ Monthly Book Medical Rehabilitation （月刊誌）
- ☐ Monthly Book ENTONI （月刊誌）
- ☐ PEPARS （月刊誌）
- ☐ Monthly Book OCULISTA （月刊誌）

FAX 03-5689-8030
全日本病院出版会行

Monthly Book Medical Rehabilitation
バックナンバー在庫

2018.7.現在

【2011 年】
- No.137 スポーツ障害のリハビリテーション
  編集/白倉賢二（増大号/3,900 円＋税）

【2012 年】
- No.143 リハビリテーション栄養—栄養はリハのバイタルサイン—
  編集/若林秀隆（増大号/3,900 円＋税）
- No.149 臨床現場に必要な運動器画像診断入門
  編集/皆川洋至（増刊号/4,900 円＋税）

【2013 年】
- No.157 肩関節傷害 診療の真髄
  編集/岩堀裕介（増大号/3,900 円＋税）
- No.163 もう悩まない！100 症例から学ぶリハビリテーション評価のコツ
  編集/里宇明正・辻川将弘・杉山 瑤・堀江温子（増刊号/4,900 円＋税）

【2014 年】
- No.167 知っておきたい！摂食・嚥下評価と治療の進歩
  編集/戸原 玄
- No.170 高齢者のフレイル（虚弱）とリハビリテーション
  編集/近藤和泉（増大号/3,900 円＋税）
- No.176 運動器疾患リハビリテーション実践マニュアル
  編集/帖佐悦男（増刊号/4,900 円＋税）

【2015 年】
- No.182 下肢のスポーツ障害—押さえておきたい病態・評価・治療とリハビリテーション—
  編集/吉矢晋一
- No.183 知りたい！聞きたい！認知症 Q & A
  編集/遠藤英俊（増刊号/4,980 円＋税）
- No.184 症候性てんかんと自動車運転—最新の道路交通法改正も踏まえて—
  編集/豊倉 穣・渡辺雅子
- No.185 リハビリテーション科における長期的サポート
  編集/川手信行
- No.186 終末期の摂食嚥下リハビリテーション—看取りを見据えたアプローチ—
  編集/野原幹司
- No.187 障がい者が東京の街を歩けるか—2020 年東京パラリンピック開催に向けて—
  編集/陶山哲夫
- No.188 地域包括ケアシステムにおいて生活期リハビリテーションに期待すること
  編集/斉藤正身
- No.189 リハビリテーション医療における呼吸器診療
  編集/笠井史人（増大号/4,000 円＋税）
- No.190 急性期リハビリテーションにおけるチーム医療—Inter-Professional Working から Trans-Professional Working へ—
  編集/高橋哲也
- No.191 がんサバイバーのリハビリテーション
  編集/小西敏郎

【2016 年】
- No.192 回復期における高次脳機能障害へのアプローチ—病態評価に基づく対応—
  編集/宮井一郎
- No.193 脳性麻痺のリハビリテーション—押さえておきたい二次障害への対応—
  編集/朝貝芳美
- No.194 現場に活かすリハビリテーション支援機器
  編集/浅見豊子
- No.195 骨粗鬆症 update—リハビリテーションとともに—
  編集/島田洋一・宮腰尚久（増大号/4,000 円＋税）
- No.196 パーキンソニズムの診断とリハビリテーション
  編集/林 明人
- No.197 大腿骨近位部骨折のリハビリテーション
  編集/千田益生
- No.198 腰痛予防と運動指導—セルフマネジメントのすすめ—
  編集/矢吹省司
- No.199 知っておくべきリハビリテーションにおける感染対策
  編集/藤谷順子
- No.200 在宅高齢者の内部障害リハビリテーション
  編集/諸冨伸夫
- No.201 リハビリテーション看護—看護実践のエビデンスと可能性—
  編集/金城利雄・荒木暁子
- No.202 発達期の嚥下調整食 編集/弘中祥司
- No.203 リハビリテーションに役立つ！睡眠障害・睡眠呼吸障害の知識
  編集/近藤国嗣（増刊号/4,980 円＋税）
- No.204 末梢神経障害に対する治療の進歩—新たな展開とリハビリテーション— 編集/平田 仁

【2017 年】
- No.205 医工，産学連携によるリハビリテーション 編集/菅本一臣
- No.206 認知症予防とリハビリテーション 最前線
  編集/繁田雅弘・竹原 敦
- No.207 脳損傷者の自動車運転—QOL 向上のために—
  編集/武原 格
- No.208 リハビリテーションに役立つ心理療法 編集/中島恵子
- No.209 脊髄損傷のリハビリテーション最前線 編集/三上靖夫
- No.210 小児脳損傷のリハビリテーション—成長に合わせたアプローチ— 編集/橋本圭司
- No.211 全身管理からみたフットケア 編集/杉本郁夫
- No.212 摂食嚥下障害リハビリテーション ABC
  編集/出江紳一（増刊号/4,980 円＋税）
- No.213 神経免疫疾患治療とリハビリテーション update
  編集/阿部和夫
- No.214 リンパ浮腫コントロール 編集/廣田彰男
- No.215 人工呼吸器管理患者のリハビリテーション 編集/笠井史人
- No.216 運動器疾患エコー活用術 編集/扇谷浩文
- No.217 知っておきたい！これからの生活期リハビリテーション
  編集/石川 誠（増大号/4,000 円＋税）

【2018 年】
- No.218 心大血管手術後のリハビリテーション 編集/宮野佐年
- No.219 医療 IT を活かすチームリハビリテーション 編集/菅原英和
- No.220 リハビリテーションから考える高次脳機能障害者への生活支援
  編集/中島八十一
- No.221 多職種協働による転倒予防 私たちの取り組み 編集/渡邊 進
- No.222 チーム医療の中のリハ医のリーダーシップ—様々なチームシチュエーション—
  編集/岡本隆嗣
- No.223 次のリハビリテーションに活きる！私の脳疾患評価
  編集/石合純夫（増刊号/4,980 円－税）
- No.224 リハビリテーションを支える栄養管理の知識
  編集/栢下 淳
- No.225 知っておきたい脳卒中下肢装具の知識
  編集/牧野健一郎

2018 年 年間購読のご案内

年間購読料 39,398 円(消費税込)

年間 13 冊発行

(通常号 11 冊・増大号 1 冊・増刊号 1 冊)

送料無料でお届けいたします！

各号の詳細は弊社ホームページでご覧いただけます．
☞ http://www.zenniti.com/

※各号定価(本体価格 2,500 円＋税)(増刊・増大号を除く)

次号予告

臨床実践！失語症のリハビリテーション

No. 227（2018 年 9 月号）

編集／金城大学学長　　　　　　前島　伸一郎

失語症治療の歴史……………………前島伸一郎ほか
失語症治療の概説……………………辰巳　寛ほか
失語症言語療法のエビデンス
　―失語症の言語治療に関する
　　メタアナリシス―………………種村　純
言語聴覚療法のリハビリテーション
　処方―何を評価するか―…………大沢　愛子ほか
失語タイプと言語治療………………吉村　貴子

I．機能的アプローチ（伝統的訓練）
刺激法＆遮断除去法…………………佐藤　睦子
コミュニケーションの活動制限を
　改善するアプローチ
　-PACE/AAC-…………………………福永　真哉ほか
認知心理学的アプローチ……………新貝　尚子

II．特殊な言語聴覚療法
メロディックイントネーション
　セラピー……………………………佐藤　正之
rTMS による失語症の治療……………木村　郁夫ほか
失語症の薬物治療……………………田中　裕
失語症の社会支援；障害福祉
　サービスの利用について…………深津　玲子

編集主幹：宮野佐年　医療法人財団健貢会総合東京病院
　　　　　　　　　　リハビリテーション科センター長
　　　　　水間正澄　医療法人社団輝生会常務理事
　　　　　　　　　　昭和大学名誉教授

No. 226　編集企画：
　大熊るり　調布東山病院
　　　　　　リハビリテーション室長

Monthly Book Medical Rehabilitation No.226

2018 年 8 月 15 日発行　（毎月 1 回 15 日発行）
定価は表紙に表示してあります．
Printed in Japan

発行者　　末　定　広　光
発行所　　株式会社　全日本病院出版会
〒113-0033　東京都文京区本郷 3 丁目 16 番 4 号 7 階
　　　電話　(03) 5689-5989　Fax (03) 5689-8030
　　　郵便振替口座 00160-9-58753

Ⓒ ZEN・NIHONBYOIN・SHUPPANKAI, 2018

印刷・製本　三報社印刷株式会社　　電話　(03) 3637-0005
広告取扱店　㈱日本医学広告社　　　電話　(03) 5226-2791

- 本誌に掲載する著作物の複製権・翻訳権・上映権・譲渡権・公衆送信権（送信可能化権を含む）は株式会社全日本病院出版会が保有します．
- JCOPY ＜(社)出版者著作権管理機構　委託出版物＞
本誌の無断複写は著作権法上での例外を除き禁じられています．複写される場合は，そのつど事前に，(社)出版者著作権管理機構（電話 03-3513-6969，FAX 03-3513-6979，e-mail: info@jcopy.or.jp）の許諾を得てください．
- 本誌をスキャン，デジタルデータ化することは複製に当たり，著作権法上の例外を除き違法です．代行業者等の第三者に依頼して同行為をすることも認められておりません．